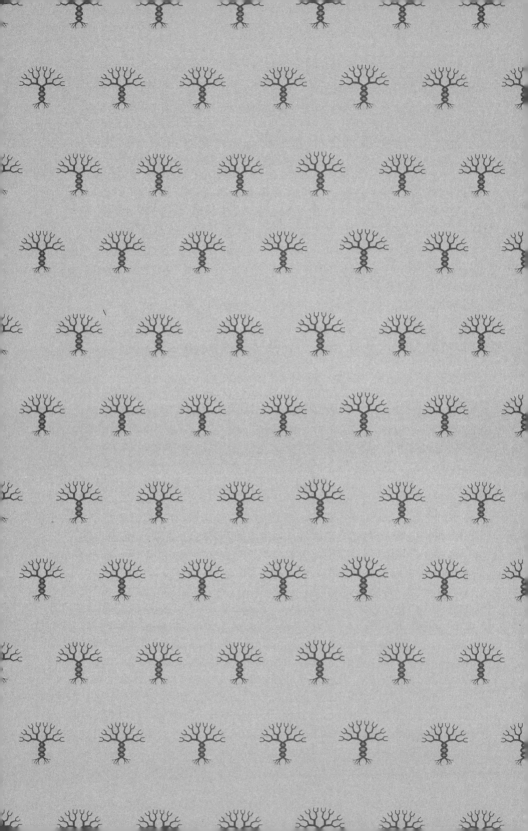

Dra. Ana Polanco
Dra. Elisa Díaz Martínez

Prólogo de Santiago de Torres

BIO-
TECNOLOGÍA
SOLUCIONES PARA
LA SALUD DEL FUTURO
Y EL BIENESTAR
DEL PLANETA

MADRID | CIUDAD DE MÉXICO | BUENOS AIRES | BOGOTÁ
LONDRES | SHANGHÁI

Colección Health Tech de LID Editorial
Editorial Almuzara S.L
Parque Logístico de Córdoba, Ctra. Palma del Río, Km 4, Oficina 3
14005 Córdoba.
www.LIDeditorial.com
www.almuzaralibros.com

A member of:

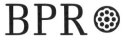

businesspublishersroundtable.com

EAN-ISBN13: 978-84-17880-59-0
Directora editorial: Laura Madrigal
Corrección: Cristina Matallana y Paloma Albarracín
Maquetación: produccioneditorial.com
Diseño de portada: Juan Ramón Batista
Impresión: Cofás, S.A.
Depósito legal: CO-1036-2023

Impreso en España / Printed in Spain

Primera edición: junio de 2023

Te escuchamos. Escríbenos con tus sugerencias, dudas, errores que veas o lo que tú quieras. Te contestaremos, seguro: *info@lidbusinessmedia.com*

A Pablo y Victoria, de quienes aprendo cada día.
A José, quien siempre tiene su mano tendida
para seguir adelante.
A aquellos que me han ayudado e inspirado a
llegar hasta aquí, aunque ya no estén presentes.

Ana Polanco

A Gabriela, Manuela, Jimena, Pablo, Guille y Miguel,
mis telescopios del futuro.

Elisa Díaz Martínez

Índice

Agradecimientos

Quiero agradecer a LID Editorial, y muy especialmente al Dr. Santiago de Torres Sanahuja, director de la colección de *HealthTech* y presidente de Atrys Health, la confianza que depositó en Elisa Díaz, coautora de este libro, y en mí para llevar a buen puerto este proyecto, algo que no hubiera sido posible sin la inestimable colaboración de Ana Isabel Jiménez, Augusto Rodríguez-Villa, Daniel Ramón Vidal, Gurutz Linazasoro, Isabel Sánchez Magro y Javier Terriente. Mi especial agradecimiento a todo el equipo de la Asociación Española de Bioempresas (AseBio) y a todo el sector biotecnológico presente en nuestro país por su contribución a hacer este sector más grande cada día. Si algo he aprendido en estos cuatro años de presidencia de AseBio, es la vocación y el firme propósito que guía a los profesionales del sector para mejorar la vida de las personas y del planeta.

Ana Polanco

Este libro no hubiera sido posible sin el inestimable apoyo y la colaboración de numerosos colegas, compañeros y amigos. Quiero agradecer muy especialmente la confianza del Dr. Santiago de Torres Sanahuja, director de la colección Health Tech a la que pertenece este libro. Santiago es, además, una figura de gran relevancia en el sector biotecnológico español por su apuesta decidida por abrir las fronteras del conocimiento y apostar por la búsqueda de la innovación basada en la colaboración.

En estos agradecimientos mi coautora, Ana Polanco, presidenta de AseBio, ocupa un papel principal por su apoyo y empuje. Y, además, quiero agradecerle su compromiso y labor dinamizadora de impulso del sector en el que cree firmemente, por la capacidad que posee de aportar soluciones para mejorar nuestra salud y bienestar.

Gracias por su apoyo a Alejandra Oros, Isabel Sánchez-Magro, Ana Isabel Jiménez, Javier Terriente y a todo el equipo AseBio.

Mis agradecimientos también para mi familia por su aliento y por ser mi inspiración día a día.

Elisa Díaz Martínez

Prólogo

Estamos ante una obra que nos describe un futuro que es ya un presente de la mano de sus dos relevantes autoras: Ana Polanco y Elisa Díaz. Ana Polanco, presidenta de la Asociación Española de Bioempresas, cuya carrera profesional ha estado vinculada siempre al sector farmacéutico, actualmente ocupa una posición internacional en una de las farmacéuticas globales más importantes y ha sido reconocida con el X Premio Nacional de Biotecnología. Por otro lado, Elisa Díaz es una profesional que ha trabajado en diversos sectores siempre relacionados con la estrategia, y actualmente desempeña un papel crucial en la industria farmacéutica. Dos autoras que han sabido describir de manera clara y precisa lo que la biotecnología representa en el avance científico, social y económico de nuestro país.

En estas páginas, el lector encontrará multitud de conceptos que lee o escucha a diario en medios de comunicación generalistas y que, como sucede en tantas ocasiones, no se conocen lo suficientemente bien para entender la trascendencia de su significado.

La biotecnología está muy vinculada a la medicina de precisión, a la medicina personalizada, a la individualización molecular. Su relación con la genética, la genómica y la epigenética, la coloca en el centro de las disciplinas que más contribuyen, en la actualidad, a diagnósticos precisos y a terapias disruptivas. Guarda razón, asimismo, con la medicina regenerativa, verdadera fuente de mejora de la calidad de vida.

Pero el punto clave para entender la inclusión de esta obra en esta colección de libros sobre salud y nuevas tecnologías es todo lo concerniente a la futura biorrevolución, que consiste en la combinación del desarrollo acelerado de la computación, la enorme capacidad de procesamiento de datos mediante *big data* e inteligencia artificial.

Esta biorrevolución abre unas posibilidades enormes a la síntesis de nuevas moléculas, a la personalización de las terapias y a la planificación de acciones de salud pública, tal como ha puesto de relieve la pasada pandemia. En definitiva, el libro nos abre múltiples ventanas para poder entrever un futuro en el que la biotecnología ocupa y ocupará un lugar central para abordar los problemas de salud.

También despertará un interés especial lo referido al impacto económico que tiene este sector en el desarrollo industrial del país.

Finalmente, hay que destacar lo relativo a la transición verde, la bioeconomía, haciendo referencia a la agroalimentación sostenible.

Y, por supuesto, para el lector interesado en profundizar en cada uno de los temas que contempla la obra, el texto dispone de una extensa y bien documentada bibliografía, que enriquece de forma muy especial el contenido del libro.

Estoy convencido que de la lectura de esta obra, junto a un conocimiento más extenso de lo que la biotecnología nos deparará en un futuro, despertará el interés de muchos lectores por mantenerse informados de esta especialidad tan compleja que nos permitirá tratar patologías que hoy no tenemos capacidad de curar.

Santiago de Torres
Director de la colección Health Tech y
presidente de Atrys Health

Notas de las autoras

Vivimos un momento sin precedentes en la era moderna, una emergencia sanitaria, medioambiental y económica que hace necesario un debate sobre las herramientas que nos ayudarán a salir antes y mejor de la actual crisis, pero que sobre todo permitirán diseñar el futuro de nuestro país y del planeta.

Hoy, más que nunca, la ciencia y la innovación son un motor de prosperidad económica y social y el pilar sobre el que construir los cimientos de ese planeta que deseamos dejar a las futuras generaciones. Y ahí el sector biotecnológico está llamado a desempeñar un papel estratégico y preponderante; no en vano está presente en 13 de los 17 Objetivos de Desarrollo Sostenible (ODS) de la Agenda 2020 de la Organización de las Naciones Unidas (ONU).

Con la Agenda 2030, el *Green Deal* europeo y los Fondos de Reconstrucción Europeos, nuestro país tiene por delante una nueva hoja de ruta de crecimiento en la que ha de tomar las decisiones que nos posibiliten impulsar un nuevo modelo económico sostenible, con creación de empleo de alto valor añadido en sectores estratégicos e intensivos en conocimiento, como el biotecnológico. Es momento de dar un nuevo impulso a la biotecnología que permita al país liderar la transición hacia un futuro más sostenible y conectar nuestro sistema de ciencia e innovación con retos como el envejecimiento, la protección frente a enfermedades emergentes, la alimentación sostenible, la transición verde o la emergencia climática.

Y para ello necesitamos llegar al ciudadano; que entienda el valor que aporta en nuestra vida cotidiana la biotecnología, y seguir trabajando con el conjunto de la sociedad para conseguir que el respaldo social sea capaz de movilizar un amplio apoyo de los legisladores y decisores públicos. A estos efectos, resulta fundamental tender puentes entre ciencia y sociedad para lograr que los ciudadanos perciban los beneficios de las inversiones en I+D+i y un mejor funcionamiento del sistema en general. Solo así podremos colocar la ciencia y la innovación en la visión de país que queremos construir.

Con esta visión nace este libro que tienes entre las manos: acercar la biotecnología y su impacto económico y social a la sociedad.

Me siento tremendamente orgullosa de haber podido contribuir a dinamizar el sector. Ojalá que este libro inspire futuras vocaciones entre nuestros jóvenes y cimente el valor social y económico del sector biotecnológico como pilar estratégico de un nuevo modelo económico basado en la ciencia y la innovación que nos permita hacer frente a los desafíos actuales y futuros.

Decía Eleanor Roosevelt que «el futuro pertenece a quienes creen en la belleza de sus sueños». El futuro de la biotecnología nos posibilita soñar en el presente, puesto que las capacidades biológicas tienen el potencial de generar cambios radicales que ahora nos parecen sueños. Por su gran capacidad de transformación, será clave para impulsar un crecimiento sostenible, intensivo en conocimiento y alineado con los ODS. Se lo debemos a las generaciones de la España del mañana. Se lo debemos a nuestro planeta.

Ana Polanco
*Head of Europe Market Access Operations and
Government & Public Affairs* de Merck
y presidenta de AseBio

Pensar en el futuro de nuestra sociedad es abrir la posibilidad a un mundo por construir en el que la capacidad de superación nos acerque a niveles de desarrollo humano cada vez más elevados que lleguen a todos. Según la ONU, España es uno de los países más desarrollados del mundo. Tenemos una esperanza de vida solo superada por Suiza y Japón y un índice de calidad de vida entre los más elevados del mundo.

La capacidad de desarrollo de las sociedades depende de las herramientas que nos permiten construir unas bases sólidas para que el ser humano pueda prosperar. Estoy hablando de educación y formación y de sanidad, dos palancas del estado de bienestar, pero también de la capacidad de innovación de una sociedad. El biotecnológico, siendo el primer sector industrial en intensidad de inversión en I+D+i, constituye un actor clave en esta capacidad de innovar y de acercar el futuro al presente.

Estas palancas facilitan el desarrollo vital de cada uno de nosotros y este, a su vez, se refleja en el nivel socioeconómico de un país. No en vano dos tercios del crecimiento económico de Europa en las últimas décadas están relacionados con los recursos dedicados a la I+D+i. Por tanto, el crecimiento económico de un país y su capacidad para hacer frente a los grandes desafíos es causa y consecuencia de esas palancas a las que debemos prestar toda nuestra atención para que, parafraseando a Unamuno, seamos padres de nuestro porvenir y no hijos de nuestro pasado.

La pandemia ha supuesto una transformación en nuestra manera de comprender la evolución y el desarrollo humanos. Hemos tenido que hacer frente a una amenaza global que nos ha hecho sentirnos vulnerables a la vez que nos ha impulsado a encontrar soluciones de manera coordinada. Este libro analiza la participación del sector biotecnológico en este momento de transformación tan profundo, marcado también por el reto global del cambio climático. En él se pueden ver ejemplos del dinamismo de un sector que, gracias a su capacidad de innovación y de generación de valor añadido, se ha convertido en estratégico para la recuperación económica de nuestro país y además está contribuyendo a la agenda de recuperación con una actividad científica e industrial centrada en las prioridades que tenemos como sociedad, entre las que destacan la emergencia sanitaria y el envejecimiento. Asimismo, la biotecnología tiene mucho que aportar para lograr un desarrollo que sea sostenible y que facilite la transición verde.

En este nuevo impulso como respuesta a las consecuencias de la pandemia, el sector biotecnológico se esfuerza por contribuir a los objetivos de desarrollo a los que nos hemos comprometido como sociedad guiados por la Agenda 2030 y al propio compromiso que tenemos con las generaciones futuras. No debemos perder este foco porque, como decía Séneca, «ningún viento será bueno para quien no sabe a qué puerto se encamina».

Elisa Díaz Martínez
Public Affairs and Policy Head de Merck en España

Introducción
El sector biotecnológico y su impacto en la salud y en la economía

«La ciencia y la vida cotidiana ni pueden
ni deben estar separadas».

Rosalind Franklin, química y cristalógrafa británica
y codescubridora de la doble hélice de ADN

En Europa, a raíz de la pandemia de la COVID-19, hemos visto un incremento sin precedentes del gasto en salud, que ha alcanzado el 10.9 % del PIB con un gasto sanitario per cápita que ha superado el 5 %, la tasa más alta en casi dos décadas[1].

Según la Organización Mundial de la Salud (OMS), el sector de la salud, incluyendo su vertiente social, constituye el 10 % del empleo total de los países de la Organización para la Cooperación y el Desarrollo Económico (OCDE) y supone una actividad económica del 14 % del PIB de la UE[2,3].

Por cada nuevo empleo creado en el sector de la salud surgen 1.7 nuevos puestos de trabajo en el resto de la economía. Si el gasto sanitario se incrementara 1 euro, la renta media de los ingresos de los hogares aumentaría en 0.70 euros. El sector salud ocupa de media el décimo lugar (y en algunos países el segundo puesto) en cuanto a su influencia en los ingresos en los hogares respecto a otros sectores de la economía[4].

Gran parte de dicha contribución proviene del sector biotecnológico por su efecto en la salud de la población y en el bienestar de nuestra sociedad. Se trata de un sector que no solo influye en la salud presente y futura de todos nosotros, sino que tiene un efecto significativo también sobre nuestra economía. El sector biotecnológico destaca por fomentar una de las palancas fundamentales del progreso de nuestra sociedad: la ciencia y la innovación. Así, el sector biotecnológico desempeña un papel fundamental en la innovación en el sector sanitario. Las empresas biofarmacéuticas emergentes representan más del 70 % del flujo de investigación, lo que contribuye a un sector vibrante[5]. Buena parte de los medicamentos disponibles en el mercado son fruto del avance de la biotecnología. Así, ocho de cada diez de los más vendidos en el mundo y siete de cada diez en desarrollo son biotecnológicos. Hoy se estima que 350 millones de personas en el mundo se benefician de las terapias biotecnológicas.

El importante progreso en salud que se ha producido en Europa en estos años, con una esperanza de vida al nacer que se ha incrementado en 3.3 años desde 2002, se ha debido en gran medida a los medicamentos biotecnológicos[6].

Gracias a la biotecnología hemos sido capaces de erradicar enfermedades como la polio o la viruela y logrado cronificar una infección mortal, el sida. Desde 2014 está disponible una nueva generación de antivirales para el tratamiento de la hepatitis C crónica que ha logrado la curación en el 90 % de los pacientes. Y desde hace tiempo contamos con vacunas que ofrecen protección contra la hepatitis B, el virus del papiloma o el cólera, además de las autorizadas para el control de la pandemia de la COVID-19 o la primera vacuna del ébola, autorizada en 2020. Las terapias personalizadas o la inmunoterapia han mejorado drásticamente el pronóstico de pacientes en ciertos tipos de cáncer, como los de mama, pulmón, colorrectal y urotelial. Las terapias avanzadas

(génicas y celulares) están allanando el camino para nuevas terapias prometedoras. Y muchas de las compañías biotecnológicas
trabajan ya en la búsqueda de marcadores y tratamientos para enfermedades para las que actualmente no existe cura, como el alzhéimer, la esclerosis lateral amiotrófica (ELA) o un gran número
de enfermedades raras[7].

En Europa hemos observado un incremento considerable y
creciente del sector biotecnológico en las últimas décadas en cuanto a producción científica, creación de patentes y en el ámbito industrial, donde nuestro país ha seguido esa senda de crecimiento[8].
La UE cuenta con una industria farmacéutica sólida y competitiva.
Junto con otros actores públicos y privados, sirve a la salud pública y actúa como motor de la creación de empleo, del comercio y
de la ciencia. Los fabricantes de medicamentos hicieron en 2019
la mayor contribución a la inversión en investigación, con más de
37 000 millones de euros. El sector ofrece 800 000 empleos directos y un excedente comercial de 109 400 millones de euros[9].

El sector biotecnológico lidera así el esfuerzo en innovación
siendo en 2020 el sector industrial europeo líder en intensidad
en I+D+i. En concreto, en 2020, el sector invirtió 188.7 billones
de euros en I+D+i lo que significa el 20.8 % del total de la inversión empresarial en el mundo[10]. Además, en los últimos años la
inversión en I+D+i de las empresas del sector se ha casi duplica-
do pasando de cerca de los 20 000 millones de euros en 2011 a
cerca de 40 000 millones de euros en 2020 ocupando globalmen-
te la segunda posición después de EE. UU.[11]

En la misma línea de crecimiento, en España la producción
de conocimiento fomentado por el sector se ha incrementado un
31 % en la última década, lo que la ha situado como la octava
potencia mundial en producción científica en biotecnología y la
quinta en un área tan prometedora como la de las terapias avanzadas. Eso supone casi el 3 % de la producción científica mundial, que además es de excelencia y calidad, puesto que uno de
cada cuatro artículos figura entre el 10 % de los más citados del
mundo. Esta capacidad de producir ciencia también se aplica a
las empresas biotecnológicas, dado que por tener la I+D en el

centro del modelo de negocio, las empresas del sector producen conocimiento científico excelente, lo que se refleja claramente en el aumento, durante 2021, de un 50 % en su producción científica. Nuestro sector contribuye claramente al avance de la ciencia, por lo que facilita el desarrollo de innovaciones que mejoran la salud y el bienestar[12].

Según el *Informe AseBio 2021*[13], se invirtieron en 2020 I+D+i en nuestro país 900 millones de euros, con un ligero descenso después de años de tendencia de crecimiento continuado, lo que se entiende en el contexto de la parálisis económica provocada por la pandemia y la emergencia sanitaria que supuso la COVID-19. De estos 900 millones de euros, el 67 % correspondieron a empresas de biotecnología *(biotech)*, y el 70 % de esta inversión procede de fondos propios. Esto convierte el biotecnológico en el primer sector industrial en intensidad en inversión en I+D+i, incluso por encima del farmacéutico, con un 5.5 % de la producción.

Estos veinte años de inversión en I+D+i, ciencia excelente, talento, internacionalización, innovaciones y crecimiento del tejido industrial han hecho del sector biotecnológico español un motor tractor en nuestra economía. Según los datos del *Informe AseBio 2021,* en 2020 la biotecnología española generó más de 10 000 millones de euros y supuso un 0.9 % del PIB. Además, originó más de 122 000 empleos directos e indirectos, que supusieron un 0.7 % del empleo total. Adicionalmente, la biotecnología fue un generador de desarrollo social que contribuyó con 4239 millones de euros al estado del bienestar, un 0.4 % del PIB[14].

Podemos afirmar, por tanto, que estamos ante el siglo de la biotecnología, lo que algunos expertos han denominado *biorrevolución*. Las nuevas capacidades biológicas tienen el potencial de provocar un cambio radical en las economías y las sociedades. En el ámbito de la salud humana, se estima que al menos el 45 % de la carga actual de enfermedades en el mundo podrían abordarse utilizando la ciencia que es concebible hoy. Estamos asistiendo a una nueva ola de innovación que incluye terapias celulares, génicas, de ARN y del microbioma, entre otras, para tratar o prevenir enfermedades, innovaciones en medicina reproductiva y mejoras en el desarrollo y la administración de fármacos. Se están investigando nuevas opciones terapéuticas basadas en la biotecnología para el tratamiento de enfermedades monogénicas (causadas por mutaciones en un solo gen), como la anemia de células falciformes; enfermedades poligénicas (causadas por múltiples genes), como las enfermedades cardiovasculares; enfermedades neurodegenerativas, y enfermedades infecciosas, como la malaria. Con ello se podría reducir el 1-3 % de la carga total de enfermedades en los próximos 10-20 años, lo que equivale aproximadamente a la eliminación de la carga mundial de enfermedades como los cánceres de pulmón, mama y próstata juntos, con el consiguiente efecto global en términos económicos entre 500 000 millones y 1.3 billones de dólares[15].

1
El sector biotecnológico y su contribución a los objetivos de la Agenda 2030

«Es vital que usemos nuestros crecientes conocimientos
y capacidades de manera responsable
en interés de un desarrollo ambientalmente apropiado[1]».

Angela Merkel, licenciada en física,
doctora en química física y excanciller alemana

Como hemos comentado en las páginas iniciales, la biotecnología resulta esencial tanto para la salud como para el desarrollo económico. Tiene a su vez un efecto significativo en el desarrollo humano, muy ligado a su vez al progreso socioeconómico. Es una disciplina que, según define la OCDE, «aplica los principios de la ciencia y la tecnología a los organismos vivos y los productos derivados de ellos para alterar materiales vivos o no con el fin de producir conocimientos, bienes o servicios»[2]. Se trata, por tanto, de la aplicación de la biología para el beneficio humano y del medioambiente. Y esta capacidad de respuesta, como veremos en este capítulo, la encontramos claramente en las soluciones que está aportando para los retos que nos plantea la Agenda 2030.

Como continuación a los Objetivos del Milenio y ante la necesidad de establecer nuevas metas globales en las que se involucraran los diferentes actores, la ONU lanzó en 2015 su programa de trabajo para los siguientes quince años: la Agenda 2030, que se compone de 17 Objetivos de Desarrollo Sostenible (ODS) y 169 metas que buscan como fin último un futuro sostenible para todos. Los 17 ODS están interrelacionados e incorporan la búsqueda de soluciones frente a grandes desafíos globales: erradicar el hambre en el mundo, combatir enfermedades cuya cura aún se desconoce, reducir las emisiones de CO_2 para frenar el cambio climático y garantizar la conservación del medioambiente, entre otros.

La ONU estima que la población mundial alcanzará casi los diez mil millones de personas en 2050, por lo que avanzar hacia el cumplimiento de los ODS requerirá mejorar las herramientas y políticas entre las que sin duda la biotecnología resultará fundamental. Además, la Agenda 2030 supone un nuevo patrón de crecimiento más sostenible y resiliente[3].

El sector biotecnológico tiene una influencia directa en 13 de los 17 ODS, que abarcan desde la salud, el empleo de calidad, la alimentación y la sostenibilidad de nuestros océanos hasta el agua limpia y las nuevas fuentes de energía[4]:

- **ODS 2. Poner fin al hambre, lograr la seguridad alimentaria y la mejora de la nutrición y promover la agricultura sostenible.** La biotecnología contribuye a poner fin al hambre al mejorar la eficacia de los cultivos y su calidad nutricional mediante técnicas como la ingeniería genética. También se reduce con ella el desperdicio de alimentos al extender su vida. Además, con la introducción de probióticos y prebióticos en alimentos de vitaminas y minerales esenciales, la biotecnología contribuye a mejorar sus propiedades saludables, así como a la nutrición infantil. Por otra parte, con técnicas biotecnológicas se pueden detectar toxinas y contaminantes en los alimentos, lo que ayuda a mantener la seguridad de los alimentos.

- **ODS 3. Garantizar una vida sana y promover el bienestar de todos a todas las edades.** Para lograr este ODS las compañías biotecnológicas desarrollan medicinas que permiten a la gente vivir más y de forma más saludable, producen vacunas y otras soluciones para prevenir y contener pandemias y desarrollan soluciones para poder detectar y diagnosticar enfermedades antes y con más precisión[5]. Como destacábamos en la Introducción, según la International Federation of Pharmaceutical Manufacturers & Associations (IFPMA) y EuropaBio, 350 millones de personas se benefician de terapias biotecnológicas y siete de cada diez fármacos en desarrollo en el mundo son biotecnológicos. El sector de la biotecnología ha desarrollado soluciones innovadoras durante más de dos décadas y casi la mitad de las empresas de biotecnología centran su actividad en la salud humana. En nuestro país, las áreas de aplicación final de los productos obtenidos de la utilización de los diferentes tipos de biotecnología que destacaron fueron Salud Humana (51.1 %) y Alimentación (33.2 %)[6].

El sector de la biotecnología continúa su lucha contra enfermedades como el alzhéimer o el cáncer para producir biofármacos, detectar y diagnosticar enfermedades de manera más rápida y precisa, así como para producir vacunas y usar otras herramientas biotecnológicas para la prevención de enfermedades y contener enfermedades infecciosas. También hemos visto que gracias a los medicamentos biotecnológicos se ha conseguido erradicar la poliomielitis, cronificar el VIH/sida, curar al 90 % de los pacientes con hepatitis C o aumentar la supervivencia y mejorar la calidad de vida de los pacientes con cáncer. Muchas compañías están trabajando para lograr marcadores y tratamientos para enfermedades para las que no hay cura, como un gran número de las llamadas *enfermedades raras* o el alzhéimer[7].

- **ODS 4. Garantizar una educación inclusiva, equitativa y de calidad y promover oportunidades de aprendizaje durante toda la vida para todos.** Garantizar una educación de calidad es crucial para mejorar la vida de las personas y el desarrollo sostenible. La biotecnología cada vez interesa más a los estudiantes. Desde 2015 en España el número de los matriculados en estudios universitarios de biotecnología de grado o máster ha ido aumentado cada año en torno al 4 %. En 2021 superó los 8700, el 60 % mujeres[8].

  En 2021 la biotecnología continúa situándose dentro de los estudios universitarios con mayores notas de corte. En 19 de las 24 universidades públicas que imparten biotecnología, estuvo entre las diez titulaciones con mayor nota de corte.

- **ODS 5. Lograr la igualdad de género y empoderar a todas las mujeres y las niñas.** El sector biotecnológico cuenta desde hace más de una década con un alto número de mujeres trabajando en actividades de I+D+i. La biotecnología tiene grandes investigadoras, directivas y emprendedoras. En las empresas del sector biotecnológico casi el 60 % del personal en I+D+i corresponde a mujeres (media española: 31 %)[9].

- **ODS 6. Garantizar la disponibilidad y la gestión sostenible del agua y el saneamiento para todos.** La escasez de agua, los problemas de calidad del agua y el saneamiento inadecuado afectan a la seguridad alimentaria, la nutrición y las oportunidades educativas y económicas para la población más vulnerable. Asimismo, cómo aumentar la producción de alimentos usando menos agua es otro de los grandes desafíos actuales. La biotecnología contribuye a un empleo del agua más sostenible con procesos productivos y cultivos que reducen las necesidades hídricas de la agricultura. Además, garantiza su disponibilidad y saneamiento depurando aguas residuales e identificando contaminantes. Con técnicas biotecnológicas se utilizan microorganismos, microalgas o cianobacterias que purifican y eliminan los contaminantes químicos del agua. Además, también se pueden detectar contaminantes.

- **ODS 7. Garantizar el acceso a una energía asequible, segura, sostenible y moderna para todos.** La biotecnología ofrece alternativas para la producción de energía limpia y para mejorar la eficiencia en su utilización a la vez que valoriza residuos urbanos, forestales o subproductos de determinadas industrias, reduciendo así su impacto ambiental. La biotecnología busca fuentes alternativas de biomasa, que se utilizan cada vez más para producir energía limpia y renovable.

  Las soluciones biotecnológicas que están contribuyendo a lograr las metas de este ODS son fundamentalmente biocombustibles y biomasa a partir de residuos o subproductos y el uso de enzimas en los detergentes de lavado, que pueden suponer un ahorro del 30 % de la electricidad. Los biocombustibles contribuyen a la disminución de las emisiones de gases de efecto invernadero ya que los países van incrementando su compromiso en su uso y las empresas, por su parte, van incrementando su compromiso para aumentar su producción y empleo[10].

  Algunas empresas están utilizando aceites (oliva y girasol), ya empleados para cocinar para fabricar combustible reciclado.

  España es el tercer país europeo por recursos de biomasa forestal y el primero europeo con mayor crecimiento anual de bosques[11]. Estos generan energía, y se están utilizando herramientas biotecnológicas para que los residuos agrícolas se empleen en la producción de biocombustibles.

  La fracción orgánica de los residuos de las comunidades representa otra fuente de biomasa. Este residuo, con el que están trabajando las empresas del sector, representa una fuente de biomasa que puede convertirse en una fuente de energía sostenible.

- **ODS 8. Promover el crecimiento económico inclusivo y sostenible, el empleo y el trabajo decente para todos.** Las innovaciones biotecnológicas, como medicamentos y productos agrícolas, dan a las poblaciones mayores oportunidades de crecimiento económico puesto que proporcionan insumos para cultivar con mayores rendimientos y contribuyen a una fuerza laboral más saludable. La biotecnología constituye una oportunidad para sustituir procesos químicos por otros nuevos más respetuosos con el medioambiente, más eficientes y sostenibles, basados en la utilización de materias primas renovables.

En España, según datos de AseBio[12], las compañías biotecnológicas en 2020 generaron más de 10 300 millones de renta, lo que supuso el 0.9 % del PIB total nacional. Además, gracias a la facturación de estas empresas, aportaron el 1.1 % del PIB de ese mismo año.

También contribuyen con más de 120 000 empleos, el 0.7 % del total del empleo nacional, con un crecimiento del 3.5 %. Además, este empleo es de calidad, ya que el salario por trabajador resulta casi el doble del de la media nacional.

- **ODS 9. Construir infraestructuras resilientes, promover la industrialización inclusiva y sostenible y fomentar la innovación.** El sector biotecnológico es altamente innovador y las actividades desarrolladas por las compañías biotecnológicas implican un elevado grado de innovación.

  En nuestro país el número de compañías del sector aumenta año a año con 862 con actividad estrictamente biotecnológica. La salud humana y la alimentación representan el 90 % de los campos de aplicación de estas empresas, el 53 % micropymes y el 43 % pymes. En cuanto a la distribución territorial, Cataluña es líder en número de compañías de biotecnología y en facturación media. Le siguen Madrid y Andalucía.

  La biotecnología está en las primeras posiciones de los sectores que más invierten en I+D+i respecto a su producción: 900 millones de euros.

- **ODS 12. Garantizar modalidades de consumo y producción sostenibles.** El consumo y la producción sostenibles son esenciales para el desarrollo de la economía mundial. El consumo y la producción sostenibles crean sinergias y apoyan la consecución de otros objetivos relacionados con la alimentación, el agua y la energía, al tiempo que contribuyen a la mitigación del cambio climático. La innovación en biotecnología industrial puede ayudar a la reducción de la sobreextracción de recursos y acelerar los esfuerzos para el uso responsable de los recursos medioambientales.

La biotecnología industrial aplica herramientas de ciencias de la vida, como microbios y enzimas, a la fabricación tradicional y procesos químicos para producir productos y materiales más limpios y sostenibles. Para lograr el consumo y la producción responsables, las aplicaciones de la biotecnología permiten:

○ Reutilizar materiales destinados a vertederos para crear nuevos productos.

○ Usar enzimas y otros procesos biológicos para generar productos sostenibles.

○ Crear procesos ambientalmente racionales para gestionar los productos químicos.

De esta manera, las aplicaciones de la biotecnología promueven el consumo y la producción responsables. Los productos de origen biológico se reutilizan, reciclan, convierten en energía o compostan, contribuyendo así a una economía circular y a una producción responsable.

Las soluciones biotecnológicas se basan en revalorizar los residuos para producir nuevos materiales, como bioplásticos, biomateriales, alimentos funcionales o cosméticos sostenibles.

• **ODS 13. Adoptar medidas urgentes para combatir el cambio climático y sus efectos.** El cambio climático está teniendo consecuencias sobre la biodiversidad de nuestro planeta y la vida de las personas. Los niveles del mar están aumentando y los océanos se están calentando. Las sequías más largas e intensas ponen en riesgo el suministro de agua dulce y los cultivos, lo que supone un desafío para la capacidad de alimentar a una población mundial creciente.

La biotecnología contribuye a mitigar los efectos del cambio climático al sustituir el uso de materiales de origen fósil por otros de base biológica, como bioplásticos o biopesticidas; como consecuencia, se reducen las emisiones de CO_2, contribuyendo así a la acción por el clima. Asimismo, provee soluciones para que las prácticas agrícolas también tengan en cuenta y mitiguen los efectos del cambio climático.

- **ODS 14. Conservar y utilizar sosteniblemente los océanos, los mares y los recursos marinos para el desarrollo sostenible.** Los océanos, los mares y las zonas costeras proporcionan al mundo numerosos recursos fundamentales para el bienestar humano y la seguridad alimentaria mundial. La pesca y la acuicultura ofrecen amplias oportunidades para reducir el hambre y mejorar la nutrición, aliviar la pobreza, generar crecimiento económico y garantizar un mejor uso de los recursos naturales. Según la Organización de las Naciones Unidas para la Alimentación y Agricultura (FAO), la sobrepesca amenaza los medios de subsistencia, la expansión no controlada de la acuicultura puede causar contaminación y los crecientes niveles de CO_2 en la atmósfera contribuyen a la acidificación de los océanos.

  La biotecnología contribuye a preservar los ecosistemas marinos y a hacer un uso sostenible de ellos. Para preservar los ecosistemas marinos, la biotecnología usa técnicas para monitorear los hábitats marinos y permite la limpieza de aguas de contaminantes a través de microorganismos, microalgas o cianobacterias. Asimismo, las nuevas formas de producir alimentos también ayudan a la preservación de los ecosistemas marinos.

- **ODS 15. Gestionar sosteniblemente los bosques, luchar contra la desertificación, detener e invertir la degradación de las tierras y detener la pérdida de biodiversidad.** Los ecosistemas sanos protegen el planeta y mantienen los medios de subsistencia. Los bosques, los humedales, las montañas y las tierras secas proporcionan innumerables recursos y servicios ambientales: aire y agua limpios, conservación de la biodiversidad y mitigación del cambio climático. Según la FAO, los bosques y pastizales mantienen una variedad de industrias, generan empleo e ingresos y son fuente de alimentos, medicinas y combustible para más de mil millones de personas. Sin embargo, la conversión del uso de la tierra, incluida la deforestación, provoca la pérdida de hábitats valiosos, la disminución del agua limpia, la degradación de la tierra, la erosión del suelo y la liberación de carbono a la atmósfera.

Los productos biotecnológicos están ayudando a conservar la vida en la tierra y a detener la pérdida de la biodiversidad. Para preservar la vida en la tierra, la biotecnología:

- Preserva el agua y la capa superior del suelo a través de la agricultura sostenible.
- Permite un control de plagas más preciso, protegiendo mejor la biodiversidad.
- Utiliza menos tierra para cultivar cultivos, lo que resulta en menos deforestación y preservación de la biodiversidad.
- Puede salvar árboles y cultivos vitales en riesgo de extinción.

De hecho, según datos del International Service for the Acquisition of Agri-biotech Applications (ISAAA)[13], en poco más de veinte años, gracias a cultivos biotecnológicos, se han ahorrado 183 millones de Ha de tierra y se ha conseguido reducir el cociente de impacto ambiental en un 19 %.

- **ODS 17. Fortalecer los medios de implementación y revitalizar la Alianza Mundial para el Desarrollo Sostenible.** Los ODS requieren una forma de trabajar en la que todos los actores involucrados en materia de desarrollo participen y compartan conocimientos. Estas colaboraciones facilitan soluciones complejas. La cooperación público-privada y la vocación internacional han facilitado que la biotecnología genere un alto impacto social, medioambiental y económico.

Las empresas de biotecnología están creando alianzas mundiales para transferir innovaciones biotecnológicas para un crecimiento sostenible y para construir sectores biotecnológicos innovadores con los conocimientos y herramientas para desarrollar soluciones a los desafíos sociales. Un ejemplo muy claro es la colaboración que se dio para la búsqueda de soluciones a la pandemia. Según Farmaindustria, las sustancias necesarias para la fabricación de las vacunas contra la COVID-19 se produjeron en al menos 83 plantas situadas en setenta países de todo el mundo. Las compañías buscaron y firmaron acuerdos de colaboración con empresas de cualquier país del mundo

con capacidad para participar en la producción de estas vacunas. Se contabilizaron al menos 381 acuerdos de colaboración
para la producción de vacunas y otros 150 para el desarrollo de
medicamentos frente a la enfermedad, que implicaron a casi un
centenar de compañías, muchas competidoras.

En España las empresas biotecnológicas en 2021 estable-
cieron 220 alianzas para cooperar en el desarrollo de la I+D+i
y el desarrollo clínico, realizar ensayos de campo o distribuir
sus productos. La mitad de estos acuerdos se repartieron entre
colaborar con otra empresa de biotecnología y con entidades
públicas, fundaciones o centros de investigación[14].

La propia asociación del sector de la biotecnología en España,
AseBio, es una organización que representa la alianza entre las
empresas y el sector público para impulsar el sector de la biotecnología, poniendo en valor la excelente ciencia que producen las
instituciones académicas y las empresas del país.

Todos estos ejemplos ponen de manifiesto el papel crítico que
la biotecnología está teniendo para que la Agenda 2030 pueda
cumplirse y lograr así un desarrollo económico y social que sea
sostenible y respetuoso con el planeta.

2
La medicina de precisión o medicina individualizada molecular

«La medicina es una ciencia de la incertidumbre y un arte de la probabilidad».

William Osler, catedrático regio de Medicina en la Universidad de Oxford

Cada paciente es una historia distinta, y la efectividad de la medicina está ligada al estudio de los datos sobre cada paciente y su entorno. En este capítulo nos vamos a centrar en un área de la medicina que está viviendo una acelerada revolución gracias al conocimiento proporcionado por la biotecnología. Se trata de la medicina de precisión (MP) o medicina individualizada molecular (MIM). Esta última es un concepto muy amplio que incluye elementos muy diferentes, desde la generación y utilización de información molecular (genómica y otras ómicas) hasta la integración de esta información con datos clínicos, ambientales y de hábitos de vida.

Para llevar a cabo la integración de esta nueva medicina, es imprescindible utilizar el conocimiento científico y la innovación y transformarlos en diagnósticos y tratamientos que mejoren la vida de los pacientes. Gracias a esta medicina personalizada, la adaptación del tratamiento médico a las características individuales de cada paciente es ya una realidad en muchos casos. Las ciencias ómicas, en especial la genómica, tienen un papel primordial en este avance.

El National Humane Genome Research Institute de EE. UU. define la MP como «Un enfoque innovador que utiliza información sobre la información genómica, ambiental y de estilo de vida de un individuo para guiar las decisiones relacionadas con el abordaje clínico. El objetivo de la medicina de precisión es proporcionar un enfoque más preciso para la prevención, el diagnóstico y el tratamiento de la enfermedad»[1]. Este tipo de medicina supone un cambio de paradigma en la forma de prestar la asistencia sanitaria al incorporar estrategias de diagnóstico y tratamiento más eficaces y seguras y aportar soluciones para garantizar la sostenibilidad de los sistemas sanitarios.

1. Influencia de la medicina de precisión

Un diagnóstico precoz y personalizado y un tratamiento personalizado mejoran el pronóstico de la enfermedad y los resultados de los tratamientos e incrementan la eficiencia del sistema sanitario. Este tipo de medicina, la MP, está teniendo un efecto muy positivo en el tratamiento de algunas enfermedades.

En el caso del cáncer, según datos de AseBio, la MP tiene una respuesta del 30.6 % frente al 4.9 % de los tratamientos tradicionales. El caso del cáncer de pulmón resulta especialmente significativo ya que en los últimos veinte años se ha logrado una gran mejora en la evolución de los pacientes, con mejores y más duraderas respuestas y supervivencias a largo plazo en enfermedad avanzada: la mortalidad por este tipo de cáncer ha disminuido en un 37 %.

El cáncer de pulmón constituye una buena muestra de enfermedad de alta prevalencia que puede prevenirse —si se evitan factores de riesgo como el tabaco— y en la que hay margen para optimizar el diagnóstico precoz. Cuando se hace un diagnóstico de cáncer de pulmón, observamos tanto la morfología de las células como el tipo de gen que está desregulado en cada caso para dar lugar a uno u otro tipo de tratamiento específico. En la actualidad, hay al menos ocho subtipos de cáncer de pulmón que cuentan con el citado tratamiento específico en función del gen. Además, de manera secundaria, se ha avanzado mucho en el tratamiento de otros tumores que no tienen una alteración molecular oncogénica gracias a la disponibilidad de nuevas estrategias de inmunoterapia. Se ha comprobado que tanto con las terapias dirigidas como con la inmunoterapia probablemente seamos capaces de lograr en mayor medida largas supervivencias y curaciones.

La MP en el tratamiento del cáncer colorrectal metastásico (CCRm) es otro ejemplo de cómo se puede tratar esta enfermedad con terapias dirigidas. Según pronósticos de la Sociedad Española de Oncología Médica (SEOM), se espera que el cáncer colorrectal será el tumor más frecuentemente diagnosticado en España en 2023 de forma global con 42 721 nuevos casos[2]. En 2021 fue la segunda causa de muerte por tumores (11 021), tan solo por detrás del cáncer de pulmón (22 438)[3]. Al igual que para otros cánceres, los programas de detección precoz son esenciales para detectar y tratar las lesiones premalignas antes de que se desarrolle el tumor y también para que el diagnóstico se realice en estadios precoces.

MERCK

Medicina de precisión: atención individualizada para abordar las necesidades de cada persona

La medicina de precisión (MP) comprende un nuevo concepto de hacer medicina que está suponiendo un cambio en la manera holística de abordar hoy las enfermedades en su más amplio sentido desde su prevención, diagnóstico y tratamiento al alcanzar eficiencia y seguridad y tener en cuenta la variabilidad individual de los factores genéticos.

Esta nueva forma de abordar y entender las enfermedades se debe fundamentalmente al conocimiento de las bases moleculares y genéticas, que nos permite identificar un gran volumen de biomarcadores que facilitan a los clínicos tomar decisiones diagnósticas y de tratamiento más precisas. Para que esto ocurra de una manera adecuada, el profesional debe estar bien formado y entrenado desde todos los ámbitos e iniciar su formación en esta materia desde la base fundamental, que es la formación de grado de Medicina. Por ello desde algunas iniciativas académicas, como las cátedras externas, y es el caso de la actual Cátedra Merck-UAM de Medicina Individualizada molecular, se ha hecho una evaluación curricular de esta formación en el grado de Medicina creando un plan específico en esta materia que se compartirá con las facultades de Medicina de nuestro país. Así, desde esta Cátedra se trabaja para asegurar una correcta formación del profesional médico.

Con lo comentado, podemos ya decir que la medicina personalizada es una realidad y en los últimos años se va nutriendo de algunos grandes avances. Fruto de ello es la biopsia líquida, una de las ideas más innovadoras en MP, pues no solo permite un diagnóstico rápido del estado mutacional de los pacientes con cáncer colorrectal metastásico (CCRm) de manera mínimamente invasiva, sino también monitorizar el perfil molecular del tumor durante el curso de la enfermedad, posibilitando así a los profesionales sanitarios adaptar los tratamientos a cada perfil de paciente.

En 2008 Merck se convirtió en una empresa pionera en el diagnóstico molecular y en el uso de la biopsia líquida como técnica diagnóstica y desarrolló una plataforma de biomarcadores en CCRm (PrecisaRAS) para evaluar los genes *RAS* y *BRAF* en muestras tumorales de tejido y sangre en el carcinoma colorrectal metastásico con la incorporación de las últimas tecnologías disponibles en el mercado con el objetivo de realizar un análisis personalizado y adaptado a las características clínicas del paciente y a las características anatomopatológicas del tumor. Adicionalmente desde Merck seguimos avanzando en la incorporación de nuevas técnicas genómicas, como el NGS, que permite secuenciar y estudiar de manera global grupos de genes realizando una caracterización molecular más precisa y completa de la enfermedad.

Por otro lado, cabe una mención especial para hablar de lo que está suponiendo la llegada de tecnologías de análisis de datos a grandes escalas en la era de la medicina digital, como el *big data* en biomedicina. Esto último ha puesto en jaque la formación de los profesionales que las están manejando y ha creado una clara necesidad competencial. Merece especial atención un proyecto sin precedentes en nuestro país donde dos empresas innovadoras como Merck e IBM trabajan junto a la Universidad de Navarra en programas formativos dirigidos a profesionales en activo del sector sanitario para implementar las oportunidades de la inteligencia artificial en la transformación del sector salud.

Isabel Sánchez-Magro
Directora médica Merck en España

2. Aplicaciones de la medicina de precisión

La revolución de la MP también tiene que ver con el tipo de enfermedades sobre las que puede aplicarse. En los últimos veinte años, la MP se ha centrado en la oncología. Sin embargo, la disponibilidad cada vez mayor de información junto con métodos de análisis de datos progresivamente más refinados y de técnicas estadísticas más robustas facilitarán el desarrollo de la MP en otras áreas terapéuticas, como el caso de las enfermedades raras. Con la terapia génica, ARN y otras terapias basadas en el ADN finalmente entrando en la clínica, los tratamientos de enfermedades raras están al borde de la transformación. Debido a las altas necesidades no cubiertas y a objetivos genómicos claros para muchas enfermedades raras, numerosas empresas han centrado sus esfuerzos iniciales de «prueba de concepto» en este espacio. Ya ha habido aprobaciones en los últimos años y hay ensayos clínicos en marcha con un gran potencial en su aplicación individualizada a cada paciente, aunque se necesitan cambios regulatorios.

Pero la revolución de la MP en cuanto a su potencial en distintas áreas terapéuticas está por llegar. A diferencia de la oncología y las enfermedades raras, otras enfermedades, como la diabetes, las cardiovasculares, el alzhéimer o el autismo, tienen una matriz de variables como factores genómicos, de estilo de vida y otros factores que influyen en el riesgo y la progresión de la enfermedad. Esta falta de previsibilidad genómica ha ralentizado el desarrollo de terapias genéticamente dirigidas diferenciadas para estos pacientes. Sin embargo, esto está cambiando, y la razón es la disponibilidad de datos y de herramientas para estudiarlos. El reciente acceso a multitud de genomas vinculados a través de iniciativas como el Biobanco del Reino Unido y los avances en análisis avanzados han permitido a los investigadores crear puntuaciones poligénicas para los pacientes en enfermedades cardiovasculares que son más predictivas que los factores de riesgo tradicionales en la predicción de riesgos. Las iniciativas que recopilan datos sobre un gran número de pacientes se están acelerando (programa *Million Vets, All of Us*) y se espera que produzcan datos amplios sobre cientos de miles de pacientes en los próximos años, lo que permitirá avanzar en la etiología de estas enfermedades que no tienen patrones genéticos tan claros.

Además de recopilar datos genómicos, se están haciendo esfuerzos para aumentar los datos de registros de salud genómicos y electrónicos con datos sobre deporte, estilo de vida y dieta para diferenciar o segmentar grupos de pacientes más allá del genoma. Esto lo están impulsando el crecimiento del espacio de salud digital y la prevalencia de teléfonos inteligentes y *wearables*.

3. El futuro de la medicina de precisión

Es muy prometedor en cuanto a su capacidad de tener un beneficio real en los pacientes y tiene mucho que ver con dos factores: la incorporación no solamente de la genómica sino del resto de las ómicas[4, 5] y la experiencia de vida real que implica incorporar las decisiones de un comité molecular a la decisión terapéutica de cada paciente[6].

Respecto a la incorporación del resto de las ómicas, si bien la genética es un poderoso indicador de la enfermedad y refleja nuestras variaciones individuales, no informa necesariamente del estado biológico actual, que es un indicador muy relevante de la salud. Por ejemplo, no todas las mujeres con la mutación *BRCA1* desarrollarán cáncer de mama. Y aquí es donde entran en juego las técnicas ómicas. Las técnicas ómicas permiten medir de un modo simultáneo miles de pequeñas moléculas que gobiernan el funcionamiento de nuestro organismo. Estamos hablando de genómica, proteómica, transcriptómica, lipidómica y metabolómica. Las ómicas emplean tecnologías avanzadas, así como técnicas matemáticas, estadísticas y computacionales, que permiten el análisis masivo de datos. El objetivo es entender la relación entre nuestros genes, las proteínas que regulan el funcionamiento de nuestro cuerpo, los metabolitos que se generan y nuestra interacción con el medioambiente que nos rodea. Todos estos factores tienen mucho que ver con cuál es nuestro estado de salud o enfermedad.

El desarrollo de las técnicas multiómicas será clave para entender el perfil de la enfermedad para cada paciente, así como su posible tratamiento. Habrá cambios profundos en el desarrollo de nuevas terapias, en la identificación de *targets,* en el desarrollo de biomarcadores y en los ensayos clínicos. Muchos de estos desarrollos son importantes para la genómica, y las compañías biotecnológicas deberán aprovechar todo el potencial de las técnicas multiómicas para ofrecer a cada paciente el tratamiento que necesita en cada momento. Las empresas biotecnológicas están empezando a pensar en cómo aplicar análisis avanzados para crear modelos predictivos que incluyan datos genotípicos, fenotípicos, de estilo de vida y de movimiento con el fin de segmentar las poblaciones de pacientes, personalizar los tratamientos y las recomendaciones y crear soluciones personalizadas de terapia. La capacidad de hacer esto a escala tiene el potencial de revolucionar la industria de la salud y afectar a todos los factores del diseño, la producción y la prescripción de medicamentos. Además, las implicaciones para la práctica clínica son profundas puesto que se facilita una visión completa y dinámica del cáncer. Por ello, el potencial impacto en eficiencia y en resultados en salud es muy elevado.

Respecto a la incorporación de las decisiones de un comité molecular en la decisión terapéutica, la evidencia muestra que tiene un efecto positivo en el tratamiento de los pacientes oncológicos. Para poder desarrollar todo el potencial de la MP hay que mejorar la gestión de los pacientes y diferentes estudios ya que, si se tienen en cuenta las decisiones de un comité molecular, los resultados clínicos mejoran[7]. Pacientes cuyos médicos se adhirieron a las recomendaciones del comité molecular tienen más probabilidades de recibir terapias dirigidas compatibles que cubren una fracción mayor de las alteraciones moleculares de su tumor, lo que puede explicar el mejor resultado clínico en este grupo de pacientes.

4. El potencial de la medicina de precisión para España

Desarrollar todo el potencial de este tipo de medicina en nuestro país supondría para el paciente y el sistema de salud grades avances. Gracias a la medicina genómica o MP, se puede administrar el mejor tratamiento disponible para cada paciente. Supone un cambio de paradigma en la forma de prestar la asistencia sanitaria al incorporar estrategias de diagnóstico y tratamiento más eficaces y seguras y aportar soluciones para garantizar la sostenibilidad de los sistemas sanitarios. Convertir a España en el país referente de la MP y las terapias génicas en Europa sería una oportunidad sin precedentes para nuestro país también en los ámbitos económico e industrial.

Varios países de nuestro entorno están implantando estrategias de medicina personalizada, MP o medicina genómica a nivel nacional y muchas cuentan con el compromiso expreso de sus gobiernos, un presupuesto específico y un marco de financiación adecuado para su incorporación en los sistemas de salud.

En Francia el Plan de Medicina Genómica 2025 propone el acceso compartido a los datos de pacientes recogidos nacionalmente para situar al país como líder en generación de conocimiento y reforzar la industria nacional de medicina genómica para generar sucesivas innovaciones[8]. En Finlandia la Estrategia Finlandesa del Genoma define objetivos y medidas incluidos en una hoja de ruta con el objetivo de generar datos genómicos ampliamente utilizados en la asistencia sanitaria, formar a ciudadanos capaces de hacer uso de sus datos genómicos y convertir a Finlandia en un país atractivo y de referencia para la investigación genómica[9, 10]. En el Reino Unido destaca el Proyecto 100 000 Genomas, que tiene como objetivo secuenciar cien mil genomas de pacientes del Servicio Nacional de Salud e integrar la información generada para desarrollar terapias personalizadas para el cáncer y enfermedades raras[11].

En nuestro país la reciente creación de IMPaCT[12], la infraestructura de MP asociada a la ciencia y la tecnología, es una iniciativa positiva para impulsar la incorporación de este tipo de medicina en nuestro Sistema Nacional de Salud, facilitando así una atención individualizada. El objetivo es mejorar la comprensión de las causas de las principales enfermedades y condiciones de salud, desarrollar la primera interacción de la infraestructura y los protocolos necesarios para coordinar la gestión de datos y efectuar acciones para coordinar las actuaciones de las distintas administraciones en esta materia. Asimismo, el comienzo de los trabajos para la elaboración de la Estrategia Española de Medicina Personalizada de Precisión es otra iniciativa que tiene como objetivo avanzar en la incorporación de este tipo de medicina en nuestro país. Su objetivo consiste en mejorar de forma personalizada la prevención, el diagnóstico, el tratamiento y el pronóstico de enfermedades con la generación y el uso de datos moleculares de las personas y su integración con datos clínicos, ambientales y de hábitos de vida.

3
Otras innovaciones radicales en el sector biotecnológico

«El progreso de la ciencia depende de nuevas técnicas,
nuevos descubrimientos y nuevas ideas,
probablemente en ese orden»[1].

Sydney Brenner, Premio Nobel de Fisiología
o Medicina 2002

La Comisión Europea ha identificado cien innovaciones radicales que cambiarán el mundo y la biotecnología tiene un papel preponderante y protagonista en muchas de estas innovaciones. Estas terapias disruptivas e innovadoras tienen un gran potencial terapéutico al permitirnos prevenir, diagnosticar, tratar o curar una amplia variedad de enfermedades, incluyendo determinados tipos de cáncer o enfermedades poco frecuentes que hasta ahora no podían tratarse mediante otro tipo de abordajes. En el ámbito de la salud o biomedicina, se incluyen doce grandes innovaciones: edición génica, terapia génica, test de resistencia a antibióticos, bioimpresión, control de expresión génica, *drug delivery,* epigenética, vacunas genómicas, microbioma, medicina regenerativa, células genómicas reprogramadas y dianas de muerte celular. Todas son innovaciones disruptivas con una gran capacidad de transformación del sector de la salud y con el consiguiente efecto en pacientes, familias, sociedad y sistemas nacionales de salud[2].

1. Edición génica

Conocida también como *ingeniería del genoma,* consiste en la inserción, eliminación, modificación o sustitución del ADN en el genoma de una célula u organismo. Para la edición génica se utilizan habitualmente unas «tijeras moleculares» (enzimas nucleasas) que generan roturas de doble cadena en el genoma en los lugares deseados.

Cuadro 3.1. Las distintas generaciones de nucleasas utilizadas para la edición del genoma y las vías de reparación del ADN[3]

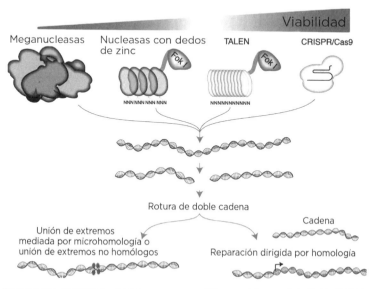

Fuente: The CRISPR tool kit for genome editing and beyond. Adli, M. (2018).

Hay cuatro familias de nucleasas: las meganucleasas, las nucleasas de dedos de zinc (ZFN), las nucleasas basadas en efectores similares a activadores de la transcripción (TALEN) y las CRISPR, acrónimo de *Clustered Regularly Interspaced Short Palindromic Repeats* (repeticiones palindrómicas cortas agrupadas y regularmente interespaciadas). Debido a su gran eficacia, rapidez, multiplexabilidad, facilidad de uso y bajo coste, CRISPR-Cas9 es la tecnología de edición genética más usada en biomedicina. El microbiólogo español Francisco Martínez Mojica fue el primero en estudiar las secuencias CRISPR, a las que puso nombre, pero fueron las científicas Emmanuelle Charpentier y Jennifer Doudna quienes recibieron el Premio Nobel en Química 2020. Desde entonces ha supuesto una revolución en la salud y, a su vez, ha demostrado tener un gran potencial en alimentación, veterinaria, agricultura o medioambiente[4, 5, 6].

En el área de salud, la tecnología CRISPR-Cas9 resulta muy prometedora para la curación de ciertas infecciones víricas crónicas para las que no existen actualmente tratamientos que erradiquen por completo el virus. La mayoría de los tratamientos antivirales frente al virus de la inmunodeficiencia humana (VIH), el virus del papiloma humano (VPH), el virus de la hepatitis B (VHB) y los herpesvirus no permiten la curación clínica total, debido principalmente a la incapacidad de eliminar el genoma viral de la célula huésped infectada por encontrarse el virus acantonado en un estado de latencia[7].

Un área de crítico interés, y una prioridad en las estrategias de salud global, incluida en la Estrategia Farmacéutica para Europa, es la resistencia a los antibióticos[8]. El uso generalizado y a menudo injustificado de antibióticos tanto en salud como en agricultura durante las últimas siete décadas ha llevado al desarrollo de mecanismos de resistencia bacteriana a los antibióticos. Se estima que los patógenos resistentes a los medicamentos causarán diez millones de muertes anuales para 2050. De cara a abordar esta emergencia mundial se han llevado a cabo diferentes estrategias sin resultados satisfactorios, como el desarrollo y la comercialización de nuevos antibióticos o el empleo de bacteriófagos, péptidos o enzimas de origen natural o sintético que se dirigen específicamente a los genomas bacterianos o a sus proteínas funcionales. A su vez, el portafolio de medicamentos antimicrobianos aprobados recientemente o que se encuentran en desarrollo clínico no será suficiente para atajar la creciente expansión de la resistencia antimicrobiana[9]. En este sentido, el uso de CRISPR-Cas9 para eliminar de forma específica los genes de resistencia podría ser parte de la solución para prevenir, controlar y combatir las bacterias resistentes a los antibióticos[10].

Otra área con grandes necesidades médicas no cubiertas es el cáncer, que constituye una prioridad para los sistemas de salud.

El esfuerzo investigador de las últimas décadas, los avances en el diagnóstico (medicina personalizada, biomarcadores) y los programas preventivos de detección, pero sobre todo los nuevos tratamientos innovadores disponibles en estos últimos veinte años (como los anticuerpos dirigidos o la inmunoterapia), están teniendo una influencia tangible en los resultados en salud al aumentar las tasas de supervivencia a los cinco años para los tipos de cáncer más comunes en Europa (de mama, próstata, colorrectal y pulmonar). La mortalidad por cáncer en Europa en términos reales ha bajado de manera significativa en las dos últimas décadas. En estos años, aunque la incidencia de casos de cáncer en los países de la UE se ha incrementado casi un 50 %, la mortalidad solo lo ha hecho un 20 %.

Aun así, actualmente el cáncer causa más de nueve millones de muertes al año en todo el mundo y, según la OMS, la segunda causa de mortalidad mundial se debe a las enfermedades oncológicas[11]. Nuestra realidad nacional muestra una prevalencia similar[12]. En nuestro país, los tumores cancerígenos son también los responsables, después de las enfermedades cardiovasculares, del mayor número de muertes en la población, lo que demuestra la necesidad de seguir comprendiendo las características biológicas de las células cancerosas y los mecanismos moleculares de la enfermedad.

En este sentido, la edición del genoma ofrece enormes oportunidades para aumentar el conocimiento de la biología del cáncer, desarrollar nuevos modelos preclínicos y avanzar en estrategias de eliminación de células cancerosas más eficientes y específicas. En la actualidad numerosos ensayos clínicos utilizan el sistema

CRISPR-Cas9 en terapias de múltiples tipos de cáncer (de pulmón, hígado, colorrectal, próstata o mama). La mayoría se centran en las células T modificadas genéticamente y en la inmunoterapia contra el cáncer y se dirigen a genes específicos de las células cancerosas[13].

Las enfermedades genéticas son otra área con necesidades médicas no cubiertas. Aun cuando se ha avanzado mucho en la identificación de los genes de dichas enfermedades, continúan existiendo muchos retos para paliar estos trastornos. Se calcula que hay más de diez mil enfermedades humanas genéticas diagnosticadas y de ellas 5000-8000 enfermedades monogénicas definidas como condiciones hereditarias que surgen de mutaciones en un solo gen. El empleo del sistema CRISPR-Cas9 puede ofrecer un nuevo enfoque que podría ayudar a mejorar la eficacia de su tratamiento[14].

Finalmente, debido a su robustez y flexibilidad, CRISPR se está convirtiendo en una herramienta versátil con aplicaciones que están transformando no solo la edición del genoma, sino la regulación de genes, la edición epigenética, la ingeniería de la cromatina y la obtención de imágenes[15].

Cuadro 3.2. Principales áreas de aplicación de las tecnologías CRISPR-Cas9 más allá de la edición del genoma[16]

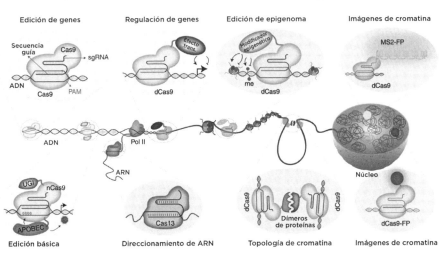

Fuente: The CRISPR tool kit for genome editing and beyond. Adli, M. (2018).

2. Terapia génica

La terapia génica o terapia basada en genes engloba una gran variedad de técnicas de alteración de genes para tratar o prevenir enfermedades de origen genético. Su principio básico es que los genes defectuosos son sustituidos o inactivados por un gen terapéutico (también conocido como *gen funcional*) que se administra en el cuerpo humano a través de virus o como «ADN desnudo»[17].

Terapia génica es un término general que incluye muchos tratamientos que pueden subcategorizarse por el tipo de estrategia terapéutica y/o el mecanismo de administración:

- **Adición de genes.** El vector de tratamiento permite que una célula exprese un nuevo gen. La transducción puede ser *in vivo* o *ex vivo*. Algunos ejemplos son el virus adenoasociado (AAV) y el lentivirus.
- **Edición de genes.** Se modifica el ADN celular para reparar o eliminar un gen. Un ejemplo es la técnica CRISPR-Cas9.
- **Terapia de células inmunes modificadas genéticamente (CAR-T).** La manipulación genética modifica la función de las células inmunes.
- **Control de la expresión génica.** Es un ejemplo la manipulación de la traducción de los genes mediante el uso de pequeños ARN de interferencia.

La terapia génica puede administrarse mediante métodos virales (adenovirus y lentivirus) o no virales (nanopartículas lipídicas, pistola de genes y exosomas)[18].

Las terapias avanzadas tienen el punto de mira y son la piedra angular de enfermedades en las que los genes están involucrados y que no disponen de tratamiento, como el cáncer, donde se sitúan el 62 % de los ensayos clínicos (hay en torno a 1200 ensayos clínicos de terapia génica y celular solo para tratar diferentes tipos de cáncer), los trastornos monogénicos (es decir, las enfermedades desencadenadas por un único par de genes) y las enfermedades cardiovasculares. Recientemente se han comunicado resultados prometedores en enfermedades de la retina, inmunodeficiencias y epilepsia[19].

España es pionera en disponer de un marco legal para las terapias avanzadas, lo que le permite ocupar un lugar preponderante en la investigación en Europa en este campo, con casi 120 ensayos clínicos en la actualidad, la mayoría surgidos en el sector público, y ocupar la quinta posición mundial en este tipo de terapias, aunque la mayoría de la investigación en esta área tiene lugar en EE. UU. (63 %), que cuenta con el 50 % de las instalaciones para la fabricación de terapias avanzadas del mundo[20, 21, 22].

Aun cuando disponemos de terapias génicas autorizadas con beneficios clínicos notables y cada vez más productos llegarán a la fase comercial (se espera que a partir de 2025 cada año se aprueben 10-20 productos relacionados con la terapia génica), las terapias génicas se consideran un abordaje terapéutico muy prometedor a largo plazo, pero con retos que hay que abordar, como[23, 24]:

- **Desarrollo clínico.** Se requieren más tiempo e investigación para conocer los resultados en seguridad y eficacia a largo plazo ya que todavía no se han estudiado a fondo las respuestas inmunitarias, los problemas con los vectores virales y la aplicabilidad a los trastornos multigénicos.
- **Producción y fabricación.** La infraestructura necesaria para producir y administrar genes funcionales resulta extremadamente cara, y constituye un reto que las tecnologías para la producción de este tipo de terapias no estén aún maduras.
- **Acceso al mercado.** Las terapias son costosas, lo que dificulta la accesibilidad a los pacientes al no tener soluciones que permitan su financiación más allá de los modelos clásicos. Hay que cambiar el ecosistema sanitario y encontrar una solución colaborativa entre los distintos actores involucrados.
- **Atracción de talento.** Como las terapias génicas son un área emergente, se precisa captar talento con experiencia y conocimientos en genética, medicina traslacional e inmunología junto con las nuevas tecnologías emergentes[25, 26].

VIVEBiotech
Transformando genes en terapias para
combatir la enfermedad

La medicina ha avanzado más en veinte años que en los últimos cien, en gran medida gracias al conocimiento en genética. Las terapias avanzadas son medicamentos altamente innovadores que se basan en el uso de genes, células o tejidos para prevenir o tratar diversas enfermedades, como el cáncer, el párkinson, la diabetes, el infarto de miocardio y las enfermedades raras. Se trata de la medicina del futuro.

Multitud de enfermedades están originadas por genes defectuosos o por la ausencia de alguno. Las terapias génicas se basan en la introducción de genes específicos sanos en las células de una persona con una enfermedad debida a la mutación de un gen que provoca que las células afectadas no cumplan su función.

La introducción de los genes sanos en el interior de las células necesita sistemas de transporte conocidos como *vectores*. Los más seguros y eficaces son los vectores virales, uno de cuyos tipos lo constituyen los lentivirus, que están libres de componentes patógenos y, junto con el gen, suponen un componente fundamental del medicamento definitivo.

Desde hace unos años, los vectores lentivirales han mostrado ser también esenciales en la inmunoterapia para enfermedades malignas de la sangre, como leucemias, linfomas o mielomas. Se trata de una terapia compleja que se ejecuta en varias fases. En primer lugar, se extraen los linfocitos T de la sangre del paciente, que son modificados genéticamente en el laboratorio con el concurso de un lentivirus que introduce los genes en su interior para que produzcan las proteínas CAR *(Chimeric Antigen Receptors),* que reconocen solamente las células cancerosas. Finalmente, las células son reinfundidas al paciente para buscar y destruir únicamente las células tumorales. Son misiles antitumorales. Es muy posible que las indicaciones de estas terapias se expandan en un futuro cercano hacia las enfermedades autoinmunitarias e infecciosas.

VIVEBiotech, S. L.[25] es la primera compañía de fabricación de vectores lentivirales creada en España y la única que desarrolla y produce vectores lentivirales para terapias comerciales cuyo propósito es contribuir a la curación de pacientes con cáncer y enfermedades raras a través de las terapias génicas.

Trabaja actualmente en 45 terapias génicas e inmunoterapias en diferentes fases de desarrollo para 38 compañías biotecnológicas de todo el mundo, un 70 % localizadas en EE. UU. Además, ha desarrollado una tecnología propia de última generación patentada a escala mundial, el lentisoma, un lentivirus no integrativo.

Gurutz Linazasoro
Presidente ejecutivo de VIVEBiotech

SYLENTIS

Las aplicaciones e impacto del ARN de interferencia

Las terapias basadas en el RNA llevan varias décadas en fase de desarrollo, pero fue a raíz de la pandemia de la COVID-19 cuando se comenzó a explotar todo su potencial. Los ácidos nucleicos, y más concretamente el RNA, han pasado de ser una tecnología conocida casi exclusivamente en el ámbito científico a aplicarse de manera generalizada a la población.

El mundo del RNA recibió un impulso con el descubrimiento del RNA de interferencia (RNAi) en 1998 por parte de Andrew Z. Fire y Craig C. Mello. Ocho años después de su publicación, ambos fueron galardonados con el Premio Nobel de Fisiología y Medicina (2006) por este descubrimiento. Doce años más tarde se aprobó y puso a disposición de los pacientes el primer fármaco basado en esta tecnología. El rápido progreso en la comprensión de los mecanismos basados en el RNAi ha llevado a aplicaciones de este poderoso proceso en estudios de función génica, así como en aplicaciones terapéuticas para el tratamiento de enfermedades.

El RNAi es un mecanismo celular natural que ocurre en plantas, animales y humanos. Está mediado por pequeños fragmentos de RNA de doble cadena llamados siRNA que desempeñan un papel clave en la regulación de los genes durante el desarrollo y en la respuesta inmunitaria frente a las infecciones víricas. Gracias a la biotecnología, es posible aprovechar este proceso celular para diseñar de forma dirigida terapias específicas basadas en el RNAi.

Algunas enfermedades las causan un mal funcionamiento de las proteínas o su producción excesiva. El uso de fármacos basados en el RNAi permite disminuir o controlar de manera específica la producción de las involucradas en una patología. Debido a las siguientes características del RNAi, se puede utilizar en una amplia gama de aplicaciones en los campos de la salud o las ciencias de la vida:

- Emula un mecanismo celular natural, existente en el organismo.
- Está diseñado específicamente empleando algoritmos complejos que permiten obtener tanto los candidatos más eficaces como aquellos que evitan los efectos no deseados o promover otros ventajosos asociados a la expresión de un gen con aplicación en diversas áreas, como la terapia o la biotecnología.

- Permite controlar la expresión de genes específicos sin afectar a otros genes.
- Posibilita regular las alteraciones asociadas a mutaciones.

Sylentis[26] es una compañía biofarmacéutica española perteneciente al grupo PharmaMar fundada en 2006 que se centra en el desarrollo de fármacos basados en la tecnología del RNAi. Los medicamentos basados en el RNAi se encuentran en rápida expansión y están cambiado el estándar de tratamiento de muchas enfermedades y fomentando la medicina personalizada que se desarrollará en los próximos años.

Sylentis desarrolla medicamentos innovadores fundados en el RNAi mediante la aplicación de tecnologías de vanguardia basadas en inteligencia artificial (IA) con el objetivo de proporcionar nuevos medicamentos para mejorar la calidad de vida de los pacientes que experimentan enfermedades con necesidades insatisfechas. El *software* propietario de Sylentis especializado en el diseño de siRNA mediante IA se llama SirFinder.

Actualmente la compañía Sylentis está centrada en el campo de la oftalmología y tiene dos moléculas en desarrollo que han llegado a las fases clínicas para el tratamiento de la enfermedad del ojo seco en pacientes con síndrome de Sjögren (ensayo clínico fase III) y la degeneración macular (ensayo clínico fase II). Otras tres moléculas se encuentran en desarrollo preclínico para el tratamiento de alergias oculares y enfermedades raras de la retina, como la retinosis pigmentaria.

A través de la ciencia y la medicina innovadora, Sylentis pretende convertirse en una de las principales compañías especializadas en el descubrimiento, el desarrollo y la fabricación de productos basados en la tecnología del RNAi para el tratamiento de enfermedades con gran impacto social.

Ana Isabel Jiménez
Managing Director Sylentis

3. Test de resistencia a antibióticos

Como mencionamos anteriormente, la resistencia a los antibióticos es uno de los riesgos mundiales más graves para la salud humana, y abordarlo representa un desafío multidimensional con muchos frentes que van desde la prevención de infecciones y el diagnóstico hasta el desarrollo de tratamientos alternativos para combatir infecciones limitando el uso excesivo de antibióticos. El desarrollo de test que nos posibiliten identificar de manera rápida qué bacterias son resistentes a determinados antibióticos y, por ende, administrar a los pacientes un mejor tratamiento constituye sin duda una de las áreas de mayor innovación y necesidad no cubierta, ya que contribuirá además a disminuir el uso excesivo de antibióticos que provocan la aparición de cepas bacterianas resistentes. Los desarrollos más relevantes que se han llevado a cabo en este campo son:

- **Microensayo AST.** La prueba estándar que se usa actualmente es el test de sensibilidad por microdilución, que requiere muchos pasos y un tiempo considerable. Se ha desarrollado y validado un nuevo método modificado que emplea la tecnología de las impresoras de chorro de tinta para imprimir gotas de un compuesto antimicrobiano, con gotas impresas que varían en tamaño hasta un millón de veces, que ha demostrado exactitud y precisión frente al método de referencia.
- **Dispositivo de microfluídicos.** Es un dispositivo que puede identificar rápidamente las bacterias y determinar si son resistentes a los antibióticos.
- *Gadget* **AST.** Se trata de un aparato que tarda menos de 2 min en comprobar si un paciente está infectado con bacterias resistentes a los antibióticos. Para su funcionamiento, recoge muestras de un paciente y las añade a una especie de cartucho transparente que contiene un cóctel de anticuerpos, ADN y otras moléculas.

La resistencia a los antibióticos constituye una prioridad en las estrategias de salud global y europea[27]. Por esto, en el futuro, cuando se determine la causa de una infección, los profesionales sanitarios podrán decidir en el mismo momento, gracias a los test rápidos de resistencia a los antibióticos, si el tratamiento con ellos es o no adecuado y qué antibiótico resulta el más apropiado en cada caso.

4. Bioimpresión o impresión orgánica

La impresión 3D es una tecnología revolucionaria basada en la química amplificada por la continua evolución de las capacidades de las tecnologías digitales y de las máquinas. Es capaz de transformar un plano digital de un objeto en un producto físico acabado. Las capacidades de las impresoras 3D están evolucionando rápidamente, de tal modo que ahora pueden imprimir con precisión hasta células vivas[28].

La bioimpresión constituye una aplicación particular de la impresión en 3D que utiliza polímeros o biomateriales modificados genéticamente para producir tejidos y órganos, algunos implantables en el cuerpo humano. Entre las ventajas de la bioempresión se encuentran la adaptación individual del material para cada caso y la disminución de los efectos secundarios respecto a los implantes[29].

Hasta la fecha se han realizado algunos ensayos, pero solo a pequeña escala, en los siguientes campos:

- **Impresión de huesos en 3D.** Los huesos se pueden imprimir con esta técnica a través de diferentes materiales, como el titanio (caderas) o la biocerámica (implantes para la reparación de huesos y defectos musculoesqueléticos, incluyendo artritis, fracturas y pérdida de hueso). Además, recientemente en Europa se está desarrollando un nuevo material biocerámico con el que se pretende que se remedien los defectos locales de las articulaciones.
- **Impresión de tejidos, piel, vasos sanguíneos y otras partes humanas.** La piel impresa tridimensionalmente se utiliza para

reparar un órgano tras un accidente o realizar las pruebas de cosméticos, especialmente después de que la UE prohibiera el testeo en animales y de que otros países se estén sumando a esta iniciativa. Asimismo, la «piel biónica» podría dotar del sentido del tacto tanto a robots como a prótesis. De conseguirse, se podría evitar el uso de cámaras en las cirugías mínimamente invasivas o aumentar la sensibilidad de los robots quirúrgicos. También se están investigando en el área cardiovascular o en implantes de tráquea.

A largo plazo se espera que aumenten el número y el tamaño de las partes humanas que se puedan imprimir en 3D, así como las posibilidades del empleo de nuevos materiales utilizables en diferentes medios (como el agua), y también que las impresoras 3D funcionen a nivel molecular y puedan imprimir moléculas que, combinadas, creen otras más complejas que darán lugar a productos nuevos, como medicamentos verdaderamente personalizados. Asimismo se espera que se utilicen biomateriales reales que serán posteriormente integrados en el cuerpo humano para que crezcan. La impresión 3D de alta resolución podría revolucionar la medicina regenerativa al permitir la producción de tejidos complejos que podrían reemplazar o reparar zonas dañadas o seccionadas del cuerpo. En un futuro más lejano se espera que se puedan trasplantar los primeros órganos impresos en 3D sin rechazos; de hecho, hay estudios en marcha para la creación de órganos artificiales (como el riñón) que eviten la diálisis a los pacientes.

5. Control de la expresión génica

Es el proceso por el que la secuencia de nucleótidos de un gen se utiliza, o se «enciende», para dirigir la síntesis de proteínas y producir diversas estructuras celulares, como una enzima, una proteína estructural o una molécula de control.

La comprensión de la expresión de los genes permitirá aclarar el papel de cada gen en el desarrollo humano y animal, detectar tempranamente a nivel incluso fetal las enfermedades y manipular las células de manera que se eviten ciertas enfermedades.

Se espera que a largo plazo el control de la expresión génica revolucione la forma en la que los investigadores identifican nuevas dianas moleculares mediante la identificación de «huellas o perfiles genéticos» que podrían ser capaces de predecir la capacidad de respuesta al tratamiento o el pronóstico del paciente. Sin duda, el desarrollo de biomarcadores para el diagnóstico o la prevención de enfermedades a partir de la expresión génica potenciarán la medicina personalizada o MP.

Esta terapia[30,] puede revolucionar la reproducción asistida y la medicina regenerativa por el control de la expresión de los genes en la fase de desarrollo embrionaria y la biología de las células madre pluripotentes o incluso predecir el envejecimiento.

6. *Drug delivery*

Esta tecnología consiste en la administración de un tratamiento a seres humanos o animales con el fin de alcanzar un rango terapéutico del medicamento. Los avances[31, 32] en las tecnologías de *drug delivery* generalmente van encaminados a aumentar la eficacia y la absorción de un medicamento a la vez que a disminuir sus efectos secundarios. Los nuevos materiales, como los nanomateriales, están revolucionando este campo. En el ámbito de la salud se están desarrollando nanopartículas para transportar fármacos, calor, luz y otras sustancias a las células humanas (por ejemplo, para el cáncer).

Se está avanzando en las siguientes líneas:

- **Medicamentos nuevos y nanomateriales.** Se presentan como una promesa para las terapias contra el cáncer al ofrecer poder liberar fármacos lo más cerca posible del interior de un tumor, aumentar la posibilidad de penetrar en su interior y matar las células enfermas, reducir la resistencia a ciertos medicamentos o mejorar el perfil de toxicidad de la quimioterapia. En el futuro la nanotecnología permitirá desarrollar estructuras moleculares que reproduzcan células vivas. Estas estructuras moleculares serán la base para la regeneración o sustitución de partes del cuerpo que actualmente se pierden por infecciones, accidentes o enfermedades.

- **Atravesar la barrera hematoencefálica.** La función de esta membrana consiste en separar el sistema circulatorio del líquido que rodea el cerebro. Es impermeable a muchos medicamentos y por ello atravesarla ha sido y sigue siendo uno de los mayores obstáculos en el desarrollo de tratamientos contra el cáncer (metástasis cerebrales) o enfermedades como el alzhéimer.

- **Dispositivos de ingeniería genética.** Los glóbulos rojos humanos circulan en el cuerpo durante un período de casi cuatro meses, lo que significa que podrían formar la base de terapias a largo plazo. La ingeniería genética aplicada a los glóbulos rojos puede producir proteínas terapéuticas específicas en su superficie para convertirlas en vehículos de entrega de medicamentos.

A largo plazo se espera conseguir una mejora sustancial en la administración de medicamentos, de modo que puedan llegar a la diana de manera más rápida y eficaz, disminuir los efectos secundarios y permitir la activación o reactivación de los dispositivos tecnológicos cuando sea necesario. Todo esto contribuirá a reducir el tiempo de ingreso hospitalario de los pacientes con cáncer o enfermedades crónicas y, por tanto, además de beneficiar a pacientes y familias, redundará en ahorros al sistema de salud.

7. Epigenética

Es el estudio de los mecanismos que regulan la expresión de los genes sin una modificación en la secuencia del ADN. Establece la relación entre la influencia genética y la ambiental que determinan el fenotipo. La activación o inactivación de genes sin alterar la secuencia del ADN puede originarse por el envejecimiento o por la exposición a factores ambientales. Conlleva la alteración del riesgo de padecer enfermedades, que pueden transmitirse de forma hereditaria.

Existe evidencia de que muchas enfermedades están relacionadas con los mecanismos epigenéticos: muchos tipos de cáncer, enfermedades respiratorias, cardiovasculares, reproductivas, autoinmunitarias y neurológicas. A diferencia de las mutaciones genéticas, la capacidad de reprogramar el paisaje epigenético en el epigenoma del cáncer es uno de los objetivos terapéuticos más prometedores tanto en el tratamiento como en la reversibilidad de la resistencia a los fármacos, y las alteraciones epigenéticas en el desarrollo y la progresión del cáncer pueden ser la base de la variación individual en la respuesta a los fármacos. Las alteraciones epigenéticas se examinan como biomarcadores predictivos y objetivos de la terapia anticancerosa y para el desarrollo de métodos de diagnóstico que evalúen el riesgo de desarrollar cáncer y enfermedades para las que no existe tratamiento.

Se está trabajando asimismo en el conocimiento de los potenciales desencadenantes de los procesos epigenéticos (metales pesados, plaguicidas, gases de combustión, humo del tabaco, hidrocarburos aromáticos policíclicos, hormonas, radiactividad, virus, bacterias y nutrientes básicos). Esto, a su vez, ha impulsado los recientes esfuerzos por comprender la epigenética y la epigenómica (distribución de los cambios epigenéticos en todo el genoma) como esenciales para profundizar en el conocimiento de todos los aspectos de la genética en las células madre, la clonación, el envejecimiento, la biología sintética, la conservación de las especies, la evolución y la agricultura[33, 34, 35].

A más largo plazo, la plena comprensión de los mecanismos epigenéticos ayudará a desarrollar nuevos métodos de diagnóstico, biomarcadores y terapias e influirá no solo en el área de la salud, sino también en la alimentación y la agricultura.

Cuadro 3.3. Mapa global de los estudios clínicos
epigenéticos

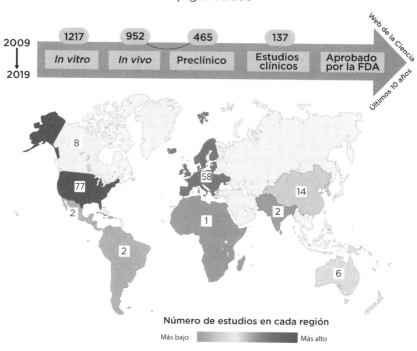

Número de estudios en cada región

Más bajo ▬▬▬▬▬▬ Más alto

Fuente: ClinicalTrials.gov. https://clinicaltrials.gov.

8. Vacunas genómicas

Inyectan genes (ADN o ARN) que codifican para la proteína necesaria y hacen que las células produzcan la proteína en cuestión. Esto tiene muchas ventajas frente a las vacunas tradicionales (a base de patógenos atenuados o muertos o parte de ellos o, en el caso del cáncer, directamente la proteína para activar el sistema inmunitario), ya que *a priori* la producción de genes es más sencilla que la de proteínas que necesitan cultivos celulares, y además se pueden adaptar a medida que el patógeno muta.

Los avances en las vacunas genómicas se están dando en las siguientes direcciones[36]:

- **Avances en la secuenciación del ADN y la proteómica.** El primero ha despertado la esperanza de que sea posible un mapeo exhaustivo de la estructura de los patógenos, mientras que el segundo está contribuyendo aún más a la identificación de los candidatos a vacunas.
- **Mejora de la vía de administración.** Tradicionalmente las vacunas genómicas utilizan vehículos virales. Se están utilizando nanopartículas de oro y tungsteno y también la administración por otras vías, como la nasal.
- **Inmunización pasiva.** Se basa en la administración de anticuerpos en lugar de antígenos para las personas que no pueden producirlos cuando se exponen al antígeno.
- **Ensayos clínicos.** Existe ensayos clínicos de vacunas genómicas frente al virus del zika, la gripe aviar, el ébola, el de la hepatitis C (VHC), el VIH y algunos cánceres (de mama, pulmón, próstata y páncreas).

Pero quizás donde hemos visto el gran avance de las vacunas genómicas ha sido a raíz de la pandemia producida por el coronavirus del síndrome respiratoria agudo SARS-Cov-2 con la aprobación de dos vacunas tan solo once meses después de la publicación de la secuencia viral, lo que ha puesto de manifiesto el potencial transformador de esta tecnología de ácidos nucleicos. Las vacunas han evitado así la muerte de casi veinte millones de personas en el primer año de vacunación (en 185 países), y gran parte ha sido debido a las vacunas genómicas[37].

Este notable logro ha sido posible gracias a la investigación clínica de casi una década con vacunas de ARNm[38] para enfermedades infecciosas y el cáncer, que comenzó con el uso del ARNm desnudo para pasar a su condensación primero en nanoformulaciones y finalmente en formulaciones lipídicas, como las usadas para el SARS-CoV-2, que mejoran la administración de la formulación.

Cuadro 3.4. Desarrollo de las vacunas de ARN mensajero contra el coronavirus SARS-CoV-2 durante 2020

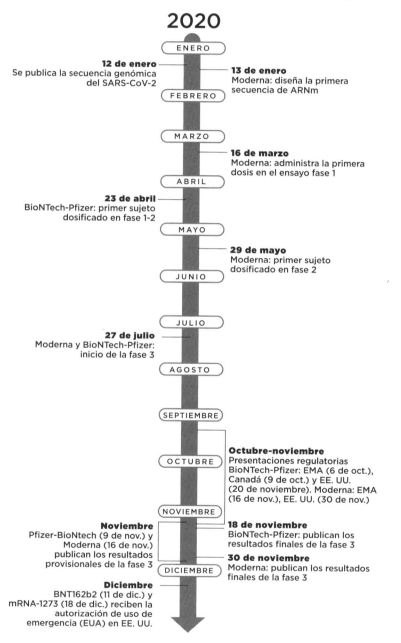

2020

ENERO

12 de enero
Se publica la secuencia genómica del SARS-CoV-2

13 de enero
Moderna: diseña la primera secuencia de ARNm

FEBRERO

MARZO

16 de marzo
Moderna: administra la primera dosis en el ensayo fase 1

ABRIL

23 de abril
BioNTech-Pfizer: primer sujeto dosificado en fase 1-2

MAYO

29 de mayo
Moderna: primer sujeto dosificado en fase 2

JUNIO

JULIO

27 de julio
Moderna y BioNTech-Pfizer: inicio de la fase 3

AGOSTO

SEPTIEMBRE

Octubre-noviembre
Presentaciones regulatorias BioNTech-Pfizer: EMA (6 de oct.), Canadá (9 de oct.) y EE. UU. (20 de noviembre). Moderna: EMA (16 de nov.), EE. UU. (30 de nov.)

OCTUBRE

NOVIEMBRE

Noviembre
Pfizer-BioNtech (9 de nov.) y Moderna (16 de nov.) publican los resultados provisionales de la fase 3

18 de noviembre
BioNTech-Pfizer: publican los resultados finales de la fase 3

30 de noviembre
Moderna: publican los resultados finales de la fase 3

DICIEMBRE

Diciembre
BNT162b2 (11 de dic.) y mRNA-1273 (18 de dic.) reciben la autorización de uso de emergencia (EUA) en EE. UU.

En estos momentos las vacunas de ARNm se están centrando en tres áreas: 1) administración directa *in vivo* de ARNm para la prevención de enfermedades infecciosas, 2) terapias inmunológicas codificadas con ARNm y 3) vacunas terapéuticas de ARNm frente al cáncer.

En el caso del cáncer, y a diferencia de las vacunas profilácticas para enfermedades infecciosas, para las que la protección contra la infección es en gran parte (si no en su totalidad) conferida por una sólida respuesta humoral, las vacunas terapéuticas contra el cáncer deben garantizar también la inducción de una fuerte respuesta citotóxica de células T CD8+ para erradicar las células cancerosas. Aunque las vacunas profilácticas para el cáncer son posibles, actualmente solo hay dos aprobadas por la Food and Drug Administration (FDA) contra virus que se sabe que causan cáncer (VPH y VHB). Otro desafío es la selección de antígenos adecuados que puedan inducir respuestas inmunitarias altamente específicas de tumores debido a la gran variabilidad de antígenos entre diferentes individuos. Finalmente, incluso si un antígeno es capaz de inducir una respuesta inmunitaria celular, el microambiente tumoral supresor podría evitar la infiltración de células T en los tumores y provocar el agotamiento de las células T. Por tanto, las vacunas terapéuticas pueden requerir la administración de otro tratamiento combinado, como los inhibidores de puntos de control inmunitarios.

El surgimiento del mRNA como una plataforma segura y efectiva en la carrera para producir una vacuna frente a la COVID-19 proporcionó al mundo entero un conocimiento acelerado de los beneficios y riesgos del mRNA, por lo que, a medida que aumenta la experiencia, se espera que su uso se expanda para indicaciones más allá de las enfermedades infecciosas y el cáncer.

9. Microbioma

Su composición puede diferir drásticamente de una persona a otra según factores como la exposición a los microbios en los primeros años de vida y la dieta. A su vez, las poblaciones microbianas varían entre las diferentes partes del cuerpo.

Aunque las bacterias del cuerpo humano superan en número las células humanas en una proporción de hasta 10-1622 veces, se han realizado muchas investigaciones médicas sobre las células humanas, mientras que nuestra comprensión del ecosistema microbiano está todavía en sus primeras etapas de investigación y sugiere que los microbiomas desempeñan un papel crucial en la salud humana. Estos son ejemplos de investigación reciente sobre el microbioma[39, 40, 41, 42]:

- **Bacterias intestinales e inmunoterapia.** Los investigadores han encontrado una conexión entre los microbios del intestino humano y la respuesta a la inmunoterapia. Esto se aprecia mejor en los pacientes con cáncer. Por ejemplo, la capacidad de los pacientes con melanoma avanzado para responder a los inhibidores del punto de control inmunitario PD-1 (anti-PD-1) depende de la presencia de un microbioma diverso, así como de especies bacterianas específicas. Hay investigaciones en marcha para comprender mejor la relación entre el microbioma y las respuestas inmunitarias, así como la forma en la que el microbioma puede ajustarse para que la inmunoterapia funcione en más pacientes.
- **Bacterias probióticas y enfermedades mentales.** Se ha observado relación entre los estados de depresión y el microbioma. La comprensión de los mecanismos a través de los cuales las bacterias afectan al estado de ánimo puede proporcionar una mejor comprensión de la conexión entre el microbioma intestinal y la salud mental.
- **Bacterias intestinales y actividad de los genes.** Las bacterias intestinales «buenas» podrían controlar nuestra actividad genética y potencialmente ayudar a prevenir el cáncer colorrectal.

Cuadro 3.5. Impactos microbianos en procesos neoplásicos en células epiteliales

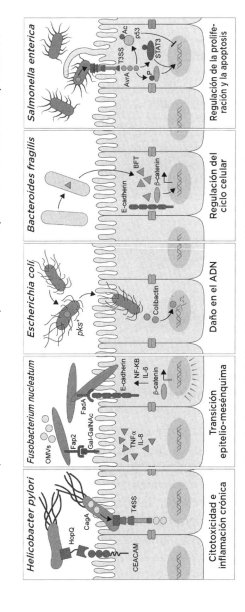

Fuente: Cancer Cell. Microbiome and cancer. https://www.cell.com

Cuadro 3.6. Modulación del microbioma

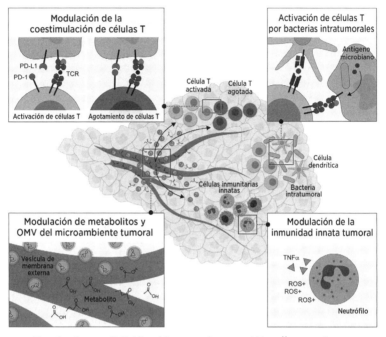

Fuente: Cancer Cell. Microbiome and cancer. https://www.cell.com

Conocer más los microbiomas ayudará a entender mejor cómo y por qué surgen las enfermedades y por qué unos tratamientos funcionan mucho mejor en unas personas que en otras. La tecnología *big data* y las nuevas herramientas informáticas permitirán a su vez el análisis metagenómico de los microbiomas a una escala mucho mayor, lo que posibilitará abrir la puerta a nuevas aplicaciones. Además del desarrollo de futuros tratamientos contra el cáncer, la comprensión de la complicada composición de los microbios dentro de nuestro cuerpo ofrecerá un mayor entendimiento de las formas en las que las bacterias intestinales pueden alterar directamente la actividad de nuestros genes, lo que permitirá futuras opciones terapéuticas para otras enfermedades, como la diabetes tipo 2 o ciertas enfermedades mentales, como la depresión.

Cuadro 3.7. Utilización de datos de microbiomas en el diagnóstico de cáncer y estratificación de pacientes

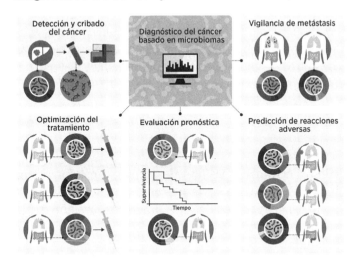

Cuadro 3.8. Modulación del microbioma en el tratamiento del cáncer

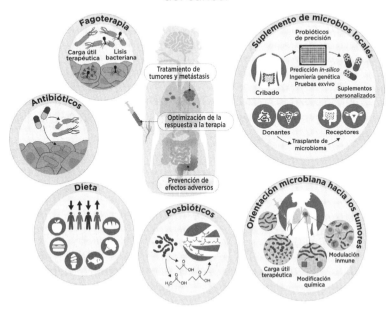

Fuente: Cancer Cell. Microbiome and cancer. https://www.cell.com

10. Medicina regenerativa

Es un nuevo campo[43] de la medicina que se centra en el desarrollo de métodos para reparar o reemplazar células, tejidos e incluso órganos enteros que han sido dañados por enfermedades, problemas congénitos o traumas. Esto se logra mediante el uso de la ingeniería de tejidos, terapias celulares con células madre y tejidos u órganos cultivados artificialmente.

La medicina regenerativa[44] ha mostrado avances[45] en los siguientes campos:

- **Terapias celulares.** Se han desarrollado células estromales adherentes derivadas de la placenta que pueden usarse para aumentar la capacidad de regeneración y curación del cuerpo y tratar los trastornos hematológicos y el síndrome de radiación aguda.
- **Ingeniería de tejidos y tejidos u órganos artificiales.** Se hace en tan solo alrededor de una semana mediante la producción de doce tipos de células a partir de células madre embrionarias humanas, incluyendo células de músculo cardíaco, cartílago e incluso hueso. También se ha desarrollado un nuevo método para imprimir en 3D tejidos y órganos utilizando células humanas o animales.

A largo plazo la medicina regenerativa se centrará en desarrollar métodos más fiables y económicos para la diferenciación celular, el cultivo celular y la ingeniería de tejidos.

11. Células genómicas reprogramadas

Son glóbulos blancos del sistema inmunitario reprogramados genéticamente (macrófagos y células T) o células madre pluripotentes inducidas (CMPI), que tienen el aspecto y se comportan como células madre embrionarias (ES). Las células pluripotentes pueden convertirse en piel, nervios, músculos o prácticamente cualquier otro tipo de célula.

Los avances[46] en este tipo de tecnologías se están dando en las siguientes direcciones:

- **Células inmunes programadas con nanopartículas para destruir células cancerosas.** Recientemente se ha demostrado que las nanopartículas biodegradables pueden utilizarse para programar genéticamente las células inmunes, conocidas como células T, para reconocer y limpiar o ralentizar la progresión de la leucemia en un modelo de ratón mientras las células inmunes están todavía dentro del cuerpo. Las nanopartículas llevan genes que codifican los receptores de antígenos quiméricos (RCA), que son proteínas diseñadas por los científicos para ayudar a las células inmunes a atacar y destruir el cáncer.
- **Macrófagos educados para eliminar el patógeno de la tuberculosis.** Se ha demostrado que, cuando se administra la vacuna BCG *(Bacillus Calmette-Guérin)* a ratones de forma que se pueda acceder a la médula ósea, puede reprogramar las células madre.
- **CMPI humanas en el tejido muscular.** Las CMPI (también conocidas como *células iPS* o *iPSC*) son un tipo de células madre pluripotentes que pueden generarse directamente a partir de células adultas. Al igual que las células madre naturales que se encuentran en los embriones, pueden convertirse en cualquier otro tipo de célula humana. En animales de experimentación se ha visto que las células madre pueden regenerar eficazmente el tejido muscular perdido.

12. Dianas de muerte celular

La apoptosis, la muerte celular independiente de la caspasa (CICD), la autofagia y la necrosis programada son las principales formas de muerte celular programada (PCD), fundamentales para el mantenimiento de la homeostasis celular y los principales mecanismos de supresión de tumores. Las nuevas investigaciones[47] se han centrado en nuevas vías implicadas en la muerte celular y en aprender a controlar estos mecanismos dirigiéndose a moléculas clave capaces de activarlos sinérgicamente. Este enfoque representa una estrategia prometedora en el tratamiento del cáncer y se dirige a:

- **Diferentes vías apoptóticas.** La apoptosis puede desencadenarse a través de vías extrínsecas o intrínsecas. Una estrategia de ataque doble aumenta la potencia de los nuevos fármacos anticancerígenos, como ha demostrado el uso de una combinación de inhibidores que provocan la apoptosis, logrando menor toxicidad y un efecto anticanceroso mucho mayor que el de los agentes por separado. Las futuras terapias se dirigirán a las proteínas oncogénicas en la lucha contra el cáncer.
- **CICD.** Los tratamientos actuales, como la quimioterapia, la inmunoterapia y la radioterapia, conllevan riesgos de efectos secundarios y con frecuencia no consiguen eliminar todas las células cancerosas, lo que da lugar a recidivas. Los tratamientos más nuevos funcionan mediante la apoptosis, el proceso de activación de las caspasas para provocar PCD. Sin embargo, las células cancerosas aprenden rápidamente a resistir este ataque. La inducción de CICD disminuye el riesgo de efectos secundarios y de recidiva y, además, las células cancerosas liberan proteínas inflamatorias que alertan al sistema inmunitario para que aumente las defensas naturales del organismo. Estas atacan cualquier célula tumoral restante no alcanzada durante el tratamiento inicial.
- **Ataque de los puntos de control del ciclo celular y la autofagia.** La desregulación de las proteínas de los puntos de control del ciclo celular es una característica clave del cáncer que da lugar a un crecimiento celular descontrolado y a la formación de tumores. Algunos inhibidores de las proteínas del punto de control del ciclo celular han demostrado su potencial antitumoral en estudios preclínicos y clínicos. Sin embargo, la inhibición de estas proteínas generaba células tumorales que escapaban a la inhibición mediante la activación de la autofagia. Se ha demostrado que la inhibición

de las proteínas del punto de control del ciclo celular y las vías de autofagia cooperan para inducir la inhibición del crecimiento sostenido y la senescencia (envejecimiento) *in vitro* e *in vivo* en tumores de mama y otros tumores sólidos. También se ha descubierto que la combinación de la terapia actual con inhibidores de la autofagia permitiría emplear una quinta parte de la dosis del tratamiento estándar, lo que podría reducir significativamente los efectos secundarios asociados a esta terapia.

- **Vías antioxidantes para inducir la necrosis.** La cisteína es responsable del mantenimiento de niveles elevados de antioxidantes en las células tumorales. Se ha observado en diferentes tipos de ratón, que la privación de cisteína desencadena la muerte celular denominada necrosis, lo que podría representar una potencial estrategia de tratamiento frente a la resistencia a quimioterapia.

- **Nuevas vías para desencadenar la muerte celular.** La coibamida A es un componente extraído de las algas que suprime la capacidad de las células cancerosas para comunicarse con los vasos sanguíneos y otras células, lo que desencadena la muerte de la célula enferma. Puede matar muchos tipos de células cancerosas y podría ser capaz de combatir el cáncer a través de un mecanismo nuevo frente a los medicamentos existentes.

A largo plazo se espera poder identificar nuevos mecanismos de muerte celular y activar y controlar simultáneamente múltiples vías de muerte celular, así como abordar el problema de la toxicidad y la resistencia de muchos de los actuales tratamientos.

4
La biorrevolución

«No hay nada como un sueño para crear el futuro»

Victor Hugo, poeta, dramaturgo y
novelista francés

La biotecnología es un sector que puede ofrecer soluciones para enfrentarse a grandes desafíos de nuestra sociedad. Como veíamos en el capítulo anterior, la Comisión Europea ha identificado cien innovaciones radicales que cambiarán el mundo, y en muchas la biotecnología adquiere un papel protagonista, como la edición génica (con la tecnología CRIPSR-Cas9 como paradigma), la terapia génica, los bioplásticos, el microbioma o las vacunas genómicas. Por otro lado, la utilización de las tecnologías disruptivas, como la tecnología *big data,* la IA, la biorrobótica o la computación cuántica, es clave en la innovación, necesaria para encontrar soluciones sostenibles para los retos sociales a los que nos enfrentamos. En este capítulo abordaremos la confluencia de estos dos aspectos, la biotecnología y las tecnologías disruptivas, y lo que puede suponer para la sociedad.

1. ¿Qué es la biorrevolución?

Es una nueva ola de innovación propiciada por los avances en las ciencias biológicas, combinados con el desarrollo acelerado de la computación, el procesamiento de datos y la IA. Esta nueva ola de innovación podría tener un efecto significativo en sectores de toda la economía, desde la salud y la agricultura hasta los bienes de consumo y la energía[1]. El potencial impacto económico y social es muy significativo: en principio, hasta el 60 % de los insumos físicos para la economía global podrían producirse biológicamente. Solo en el sector salud se estima que la biorrevolución podría suponer dar solución al 45 % de la carga mundial de morbilidad a través de innovaciones que transformarán la prevención, el diagnóstico y el tratamiento de enfermedades. Muchas de las innovaciones nacidas de estas bioinnovaciones han contribuido a la respuesta global a la pandemia de SARS-CoV-2 en forma de diagnóstico, vacunas y tratamientos. Muchos otros sectores, desde la agricultura hasta la energía, también podrían beneficiarse de los procesos y productos biológicos. La biorrevolución también será clave para mitigar el cambio climático al ayudar a reducir las emisiones netas de gases de efecto invernadero (GEI).

2. La influencia de las tecnologías disruptivas en el sector salud

La presidenta de la Comisión Europea, Ursula von der Leyen, incorporó la necesidad de que Europa se adapte a la era digital en los objetivos de su presidencia, objetivo reforzado significativamente con los planes de recuperación tras la pandemia que hacen de la transición digital una de las necesidades de la UE para recuperar su economía y potenciar el bienestar social. En este sentido, las nuevas innovaciones, como la computación cuántica, la IA o la tecnología *big data,* son los ingredientes de la innovación que pueden ayudarnos a encontrar soluciones para los grandes desafíos de la humanidad, desde la salud hasta la agricultura, desde la seguridad hasta la actividad industrial[2].

La inteligencia artificial

El *Libro blanco de inteligencia artificial* de la Comisión Europea define la IA de forma muy sencilla como un conjunto de tecnologías que combina datos, algoritmos y poder computacional. La IA, que se está desarrollando rápido, cambiará nuestras vidas, pues, junto con los conocimientos proporcionados por la biotecnología, mejorará la atención sanitaria, por ejemplo, incrementando la precisión de los diagnósticos y permitiendo una mejor prevención de las enfermedades; aumentará la eficiencia de la agricultura; contribuirá a la mitigación del cambio climático y a la correspondiente adaptación; mejorará la eficiencia de los sistemas de producción a través de un mantenimiento predictivo, y aumentará la seguridad de los europeos. Así, esta tecnología puede contribuir a dar respuesta a los ODS de la Agenda 2030 al fomentar una atención sanitaria más efectiva y accesible para todos. Por ejemplo, en el ODS 3, de Salud y Bienestar, la Medicina P4 (preventiva, predictiva, personalizada y participativa) estará fundamentada en tecnologías emergentes como la IA y el análisis de grandes cantidades de datos basado en el aprendizaje automático.

La IA permitirá ahorrar recursos de los sistemas nacionales de salud al mejorar la prevención, el diagnóstico y el tratamiento de enfermedades cardiovasculares y sus secuelas, enfermedades neurodegenerativas, coronavirus o cáncer, así como al mejorar el cambio climático y su efecto en la salud, entre otros ámbitos. Además, posibilitará desarrollar nuevos medicamentos de forma más eficiente y rápida (identificar dianas terapéuticas, mejorar el proceso de *screening* de potenciales fármacos, acelerar los ensayos clínicos y fomentar la medicina personalizada mediante el desarrollo de biomarcadores de diagnóstico, riesgo, pronóstico y predictivos). La IA también facilitará la edición genética con tecnologías punteras como la CRISPR.

Debemos destacar el programa de *deep-learning* desarrollado por Google para determinar la forma en 3D de las proteínas[3]. La capacidad de predecir con precisión las estructuras proteicas a partir de su secuencia de aminoácidos es un hito para las ciencias de la vida y la medicina. Este descubrimiento puede ayudar a iluminar la función de los miles de proteínas no resuelta en el genoma humano y dar sentido a las variaciones genéticas que causan enfermedades que difieren entre las personas.

Además, con la IA se están produciendo innovaciones en el diseño de los ensayos para acelerar los tiempos del ciclo de investigación dando más agilidad a la investigación de combinaciones terapéuticas. Es importante destacar también su papel en el propio diseño de los ensayos clínicos. Mediante la IA se pueden diseñar moléculas virtuales para distintas patologías con las características deseadas y simular el efecto que pueden tener en el organismo, lo que permite identificar cuáles son más eficaces[4].

La IA también se utilizó para encontrar soluciones frente a la COVID-19, como la creación de un *software* en el Hospital Monte Sinaí de Nueva York que, a través del análisis de centenares de imágenes de radiodiagnóstico, puede discernir cuándo el paciente está contagiado con mayor acierto que los mecanismos radiológicos empleados habitualmente para la detección de la neumonía común.

ZeClinics
Peces e inteligencia artificial para acelerar el descubrimiento de nuevas terapias

Traer nuevos fármacos al mercado es inmensamente caro y tarda demasiados años: aproximadamente 10 000 millones de euros y doce años. Estas abrumadoras cifras afectan a la cuenta de resultados de las empresas farmacéuticas y biotecnológicas, pero de manera más relevante tienen consecuencias devastadoras en la salud de millones de pacientes a quienes los avances de la ciencia no llegan con suficiente celeridad y bajo coste. Una de las razones que explican estas cifras es la dificultad de identificar dianas terapéuticas apropiadas para tratar enfermedades. En este sentido, se han descrito 23 000 enfermedades, la gran mayoría sin cura.

Además, hay 12 000 genes que potencialmente podrían explotarse como dianas terapéuticas para tratar estas enfermedades. Es decir, hay millones de potenciales terapias, que resultan de combinar cada enfermedad con una o varias de esas dianas terapéuticas. La unión del coste y la duración del proceso de descubrimiento de dianas y fármacos, junto a la dificultad experimental de testar millones de hipótesis terapéuticas potenciales, deja claro que el uso de modelos experimentales que permitan generar y validar tales hipótesis de manera rápida y barata resulta fundamental.

En este contexto nació ZeClinics en 2013. La actividad de esta empresa se fundamenta en el empleo de un modelo de investigación innovador: el pez cebra. Este modelo experimental, cuyo uso en estadios larvarios se considera *in vitro* (modelo no animal), muestra ventajas biológicas y experimentales que permiten acelerar y abaratar el proceso de descubrir nuevos fármacos.

Desde el punto de vista de la biología, tiene una alta homología genética y clara analogía fisiológica con los humanos: 82 % de homología para genes relacionados con enfermedades y estructura celular y funcional análoga para todos los órganos, excepto mama y pulmón. Estas cualidades permiten modelar enfermedades humanas con alta fidelidad e implican que el pez cebra muestre una alta traslación biológica. Desde el punto de vista experimental, las parejas adultas pueden generar cientos de larvas simultáneamente. Estas larvas tienen un tamaño minúsculo, muestran transparencia óptica y pueden incubarse con químicos o manipularse genéticamente de manera muy sencilla, lo que permite cribar cientos de fármacos o validar la función de decenas de dianas terapéuticas en poco tiempo a un coste reducido. Una derivada de esta capacidad de cribado es la posibilidad de generar *big data*. La alta traslación biológica y adquisición masiva de datos posicionan al pez cebra dentro de la fase preclínica, entre modelos celulares *in vitro* y modelos ma-míferos *in vivo*. Con los primeros comparte la alta velocidad de cribado, pero muestra una mayor complejidad biológica. Respecto a los segundos, el pez cebra muestra una tras-lación biológica análoga, pero los supera en capacidad de cribado, bajo coste y adquisición masiva de datos.

Esas mismas características hacen al pez cebra ideal para su combinación con herramientas de IA. De hecho, ZeClinics está desarrollando una plataforma de descubri-miento de dianas terapéuticas y fármacos, ZeBYTE, que integra herramientas de IA en muchos de los procesos expe-rimentales basados en el uso del pez cebra. De esta manera, se usan herramientas de *computer vision,* basadas en el uso de: *deep learning* para automatizar el análisis de muestras experimentales y extraer fenotipos relevantes, *machine lear-ning* para construir clasificadores basados en datos fenotí-picos extraídos de los modelos de enfermedad en pez cebra o para predecir la toxicidad de fármacos y *deep learning* y *machine learning* para interrogar las matrices de datos gene-radas, que combinan datos fenotípicos y ómicos, para iden-tificar nuevas dianas terapéuticas y comprender el potencial mecanismo de acción de nuevas moléculas. Estimamos que esta plataforma permitirá identificar antes de 2025 nuevas dianas para tratar varias enfermedades.

Respecto al modelo de negocio, ZeClinics tiene una es-trategia dual. Por un lado, es una empresa de servicios pre-clínicos (CRO) que desarrolla proyectos de investigación de la industria farmacéutica y química basados en el empleo del pez cebra: ejecuta ensayos de toxicidad de fármacos y químicos; desarrolla y valida modelos de enfermedad, fun-damentalmente usando CRISPR-Cas9, que muestran fenoti-pos similares a los descritos en pacientes humanos para una multitud de indicaciones (neurológicas, cardíacas, oculares, oncológicas, raras, etc.), y usa estos modelos de enfermedad para testar la eficacia terapéutica de fármacos. Por otro lado, su otra actividad de negocio consiste en explotar los modelos de enfermedad y las tecnologías desarrolladas para descubrir fármacos de manera independiente o junto a colaboradores. Así, ZeClinics, y su filial ZeCardio Therapeutics, están desarrollando distintos programas de descubrimiento de fármacos en campos tan diversos como la cardiorregeneración y la enfermedad de párkinson. De manera relevante, el uso de la IA está acelerando todos estos programas de descubrimiento, de forma que es ya una parte fundamental del presente, pero también del futuro de la compañía.

Javier Terriente
Cofundador de ZeClinics y ZeCardio Therapeutics

Big data

La IA necesita *big data,* que es la tecnología que permite recopilar y analizar un gran volumen de datos para poder extraer, entre todos, información relevante. Posibilita asimilar y procesar datos estructurados (como el nombre del paciente, su edad o los resultados de alguna prueba), así como los no estructurados (como el seguimiento periódico, notas manuscritas de los profesionales, radiografías, escáneres, resonancias, etc.). En la actualidad, se requieren cada vez más profesionales especializados en tecnología *big data* que sean capaces de explotar estos datos[5].

En el ámbito de la salud, la tecnología *big data* permite cruzar datos ambientales o de consumo para predecir posibles enfermedades del futuro o almacenar los datos de los pacientes para crear un historial clínico al que podrían acceder los profesionales sanitarios. En el sector farmacéutico resulta esencial para analizar y procesar, de forma más sencilla y rápida, la información obtenida de ensayos clínicos, mejorando así la eficacia de los fármacos y reduciendo los costes en su desarrollo. Las técnicas basadas en *big data* permiten decodificar cadenas enteras de ADN en minutos y también facilitan la creación de plataformas tecnológicas colaborativas de científicos y centros de investigación para avanzar en el conocimiento de enfermedades como el cáncer.

Blockchain

Es una cadena de bloques que contienen información codificada de una transacción en la red. Esta tecnología, que propone un nuevo modelo en el que la red de nodos verifica la autenticidad de la operación, está teniendo múltiples aplicaciones en el campo de la salud. Se han constituido plataformas de secuenciación de genoma que usan tecnología *blockchain* para incentivar la generación y el intercambio de datos genómicos y reducir los costes de la secuenciación del genoma, preservando al mismo tiempo la privacidad y el control de los individuos sobre sus datos únicos y confidenciales.

Robótica

Ha vivido una revolución en los últimos años gracias a su precisión y agilidad y a una alta capacidad de adquirir y aplicar nuevos conocimientos y habilidades[6]. En el campo de la salud, la robótica está revolucionando la cirugía con dispositivos que permiten trasladar los movimientos de la mano a movimientos de dispositivos que operan de forma muy precisa el cuerpo del paciente; también posibilita al cirujano una visión en 3D. La robótica se está empleando para el diagnóstico de enfermedades, como en el caso del robot PETRA *(Prescreening Experience Through Robot Assessment),* el primero de detección de salud del mundo, que está diseñado para el prediagnóstico de tiroides y diabetes. Este es un ejemplo de cómo los seres humanos pueden interactuar con la tecnología para resolver algunos de los riesgos para la salud global, lo que facilita el acceso a la atención médica para muchas personas en todo el mundo que sufren diferentes afecciones.

Computación cuántica

Es una tecnología disruptiva con grandes aplicaciones en el sector salud. Representa una nueva forma de abordar la ciencia de la computación y supone un salto revolucionario en lo que actualmente es capaz de realizar la tecnología digital. La computación cuántica permitirá una forma de calcular mucho más eficiente y potente, esencial para el descubriendo y diseño de fármacos, la investigación de materiales o la creación de una IA más potente. Esta capacidad de cálculo facilita el diseño de medicamentos puesto que dejaría a un lado descubrirlos con el método prueba-error de los principios activos.

Combinaciones de tecnologías disruptivas

Tienen un gran potencial para el sector salud. Por ejemplo, el uso de IA y *blockchain* permite el intercambio de datos anónimos a través de una red de *blockchain* que conecta a pacientes e investigadores, asegurándoles equidad, transparencia y la seguridad de los datos o aumentar la seguridad de sistemas como las cadenas de suministros con el objetivo de evitar las falsificaciones. Se utiliza el aprendizaje automático para vincular objetos físicos a una cadena de bloques a través de sus propios identificadores únicos o «huellas dactilares», evitando así falsificaciones.

Asimismo, la combinación de IA y computación cuántica facilitará el diseño de moléculas más precisas y acelerará los tiempos de los ensayos clínicos, consiguiendo así mayor eficiencia.

3. El uso de tecnologías disruptivas y biotecnología durante la pandemia

Aunque el uso de las tecnologías disruptivas en el sector biotecnológico es una tendencia que ya se venía observando en los últimos años, durante la pandemia se aceleró por su capacidad para la prevención, el seguimiento y el tratamiento, desde nuevas aplicaciones en el móvil para el seguimiento de contactos para ofrecer información de manera voluntaria de contagios hasta cámaras infrarrojas para la lectura de temperaturas. También se han empleado IA y *big data* para analizar y comprender el comportamiento del virus y predecir la evolución de la pandemia.

De hecho, la herramienta BlueDot, que usa la IA, fue una de las primeras en el mundo en identificar el riesgo emergente de COVID-19 en la provincia de Hubei y notificarlo. La tecnología *big data* se está utilizando para identificar y estudiar compuestos de medicamentos que puedan servir para encontrar tratamientos y *blockchain* se empleó para poder rastrear, seguir y tratar enfermos afectados por el virus SARS-CoV-2.

Además, las empresas de biotecnología, apoyadas por las entidades reguladoras, han usado todas las herramientas a su alcance para acelerar los ensayos clínicos, pero la pandemia ha mostrado que es posible acelerarlos todavía más. Esto ha llevado a que se hayan marcado unos tiempos de ensayos clínicos de 12-18 meses para las vacunas, lo que supone hacerlo con una velocidad cinco veces superior a la habitual[7] o se ha reducido el escalado de la producción de 12 a 2 meses. Lo mismo aplicó a los tratamientos para la COVID-19.

Según datos de AseBio, el 71 % de las empresas del sector emplea *big data* y el 45 % IA[8], tanto en los procesos de las compañías como en la exploración de nuevos modelos de negocio. Durante la pandemia se constató también un incremento o una aceleración de la digitalización en las compañías de biotecnología para la mejora de la I+D+i o la eficiencia de los procesos.

4. Las tecnologías disruptivas y la biotecnología ante otros grandes retos sociales

Hasta ahora hemos visto la aplicación de las tecnologías disruptivas en el sector biotecnológico que tiene el foco en la salud, pero las tecnologías disruptivas y su aplicación en el sector biotecnológico suponen una gran oportunidad para mejorar las soluciones que ofrece el sector biotecnológico frente a otros grandes desafíos que tenemos como sociedad en los diferentes ámbitos del día a día.

La industria alimentaria y agrícola resulta clave para garantizar el suministro de alimentos en el mundo. Nos referimos al ODS 2, relacionado con acabar con el hambre y la malnutrición en todas sus formas. En la agroalimentación vemos claras aplicaciones de las tecnologías disruptivas. Contar con una gran cantidad de datos sobre, entre otras variables, cultivos y condiciones meteorológicas permite una mayor eficiencia en las decisiones sobre explotaciones agrícolas, desde previsiones meteorológicas y mediciones en tiempo real sobre el nivel freático de la topografía para establecer un plan de riego eficiente de la plantación hasta determinar la cantidad óptima de pesticida que se ha de utilizar según la predicción de plagas. La tecnología *blockchain,* asimismo, asegura la trazabilidad en la alimentación puesto que se pueden registrar las transacciones realizadas sobre una partida de alimentos a lo largo de la cadena de valor.

El sector industrial, tal y como pone de manifiesto la Estrategia Industrial Europea[9], se enfrenta también a la doble transición hacia la neutralidad climática y el liderazgo industrial. El objetivo de esta Estrategia es facilitar la competitividad europea y su autonomía estratégica en un contexto de creciente competitividad global, todo en el contexto de lograr el ODS 9, que busca construir infraestructuras resilientes y promover la industrialización inclusiva y sostenible y la innovación. Para alcanzar estos objetivos, los avances en las tecnologías disruptivas (IA, Internet de las cosas [IoT], robótica, impresión 3D y automatización) en combinación con la biotecnología están produciendo transformaciones. Por ejemplo, la tecnología *big data* permite la optimización de la logística, el inventario o la producción gracias al conocimiento de la información en tiempo real. Analizando la información extraída de flujos de trabajo, diagnósticos predictivos, variabilidad en procesos de fabricación o trazabilidad, se mejoran los procesos internos de producción. Asimismo, el *machine learning* junto con la tecnología *big data* permite el diseño computacional de moléculas nuevas en la naturaleza con aplicación industrial. La *blockchain,* por otro lado, está permitiendo la trazabilidad de proveedores de materiales en procesos industriales, haciendo así posible la digitalización segura y eficiente de procesos propios de la biotecnología industrial.

5. Relevancia en la agenda política

La convergencia entre biotecnología y tecnologías disruptivas tiene una clara presencia en la agenda política. El Plan de Recuperación, Transformación y Resiliencia del Gobierno dedicará el 7.1 % de los fondos (4496 millones de euros) al Pacto por la Ciencia y la Innovación, el 4.9 % al fortalecimiento del sistema de ciencia, tecnología e innovación y el 1.5 % a la mejora de las capacidades del Sistema Nacional de Salud. Dos de las cuatro transformaciones incluidas en este Plan se refieren a la transición verde y la digitalización, grandes áreas en las que la biotecnología, en combinación con las tecnologías disruptivas, está siendo estratégica para promover la innovación y la generación de valor añadido para la economía y donde el sector está participando activamente presentando proyectos a los fondos *Next Generation.* En concreto, la biotecnología está trabajando en áreas fundamentales del PERTE Salud de Vanguardia, como la medicina personalizada o MP o las terapias avanzadas. Además, hay que destacar que en el PERTE de agroalimentación la biotecnología aparece como un sector estratégico para conseguir sus objetivos.

Por último, cabe destacar que se ha puesto en marcha la Estrategia España Digital 2026[10], que actualiza la correspondiente a 2025[11] e incluye cincuenta medidas para que en los próximos cinco años se impulse el proceso de transformación digital del país en alineación con la estrategia digital de la UE.

5
Transición verde, agroalimentación sostenible y bioeconomía

La recuperación será verde o no será. Y los resultados económicos y medioambientales irán de la mano.

Después de la emergencia sanitaria, tenemos que dar respuesta a otra, climática, que a su vez afecta a la salud de la economía, de la población y del planeta. De acuerdo con el último informe del Panel Intergubernamental de Expertos sobre el Cambio Climático[1], el impacto de este sin control podría costarle a la economía global 178 trillones de dólares en términos de valor presente neto entre 2021 y 2070. Pero las consecuencias en costes humanos serían mucho mayores: falta de alimentos y agua, pérdida de puestos de trabajo e impacto negativo en salud y bienestar, con el consiguiente incremento de la morbimortalidad[2].

Tal y como ha puesto de manifiesto *The Lancet,* el cambio climático está provocando graves efectos en la salud en todo el mundo al aumentar el riesgo de propagación de enfermedades infecciosas y emergentes y coepidemias y socavar cada vez más la seguridad alimentaria mundial, exacerbando así los efectos de las crisis COVID-19, geopolítica y energética. A su vez, la persistente dependencia mundial de los combustibles fósiles agrava estos daños para la salud. Por ello la transición a la energía limpia y la mejora de la eficiencia energética pueden evitar los efectos más catastróficos del cambio climático, al tiempo que mejoran la seguridad energética, apoyando la recuperación económica y evitando los doce millones de muertes anuales resultantes de la exposición a los combustibles fósiles[3].

La protección del medioambiente y del cambio climático es indispensable, y aquí la biotecnología tiene un papel estratégico y transformador. El sector biotecnológico está trabajando en el sector agroalimentario para utilizar los recursos naturales de manera más eficiente y sostenible, reduciendo las tierras para cultivo y ayudando así a preservar los hábitats naturales y la biodiversidad y disminuyendo las emisiones de GEI. Asimismo, la biotecnología mejora la alimentación y la salud a través de alimentos más sostenibles, seguros, saludables y nutritivos y también está desempeñando un papel importante en la producción de formas alternativas de energía al reducir nuestra dependencia de los combustibles fósiles con biocombustibles generando energía renovable, limpia y sostenible. Los procesos biotecnológicos están transformando fósiles combustibles como el petróleo y el carbón en fuentes más limpias de energía al disminuir los contaminantes asociados a su producción y uso y la producción y los costes del refinado[4].

La biotecnología industrial permite asimismo desarrollar procesos y productos industriales circulares, sostenibles y eficientes, ahorrando con ello el consumo de energía y agua, lo que preserva el medioambiente[5].

A través de la biotecnología se están desarrollando nuevos materiales más sostenibles y respetuosos con el medioambiente, como los bioplásticos, que son plásticos obtenidos a partir de maíz, arroz, patatas, soja, trigo, madera u otras fuentes vegetales y que tienen diferentes usos industriales (envasado de alimentos y bebidas, textil y automoción), pero también sanitario, como biopolímeros para la elaboración de productos sanitarios (por ejemplo, pañales biodegradables) y aplicaciones en contacto con la piel (tejido biocompatible nanoestructurado o tejidos antisépticos) o en cosmética (mascarillas de belleza biodegradables y bioactivas)[6].

A continuación, mostramos con más detalle algunos ejemplos de cómo la biotecnología está contribuyendo a la transición verde, a la agroalimentación sostenible y a la bioeconomía.

1. Probióticos, prebióticos y simbióticos

La biotecnología ayuda a garantizar la seguridad alimentaria y a mejorar las propiedades nutricionales de los alimentos, así como a promover una alimentación más saludable mediante el desarrollo de multitud de ingredientes funcionales, como los probióticos, prebióticos y simbióticos.

Los probióticos se han definido como «microorganismos vivos que, cuando se administran en cantidades adecuadas, confieren un beneficio para la salud en el huésped» (FAO/OMS 2001). Deben cumplir las «pautas para la evaluación de los probióticos en los alimentos» (FAO/OMS 2002), por lo que estos microorganismos han de ser biológica y genéticamente estables, tener buenas propiedades sensoriales y bajo coste, mantener la viabilidad durante el procesamiento y el almacenamiento y resistir las propiedades fisicoquímicas de procesamiento de los alimentos cuando se utilizan como aditivos alimentarios[7].

Los probióticos constituyen una alternativa económica, segura y efectiva en el tratamiento de un gran número de enfermedades crónicas al modular la inmunidad del huésped y protegen de varias enfermedades infecciosas y no infecciosas[8]. Se sabe que mejoran la salud al estimular la microbiota intestinal, reducir el colesterol y otras funciones (intolerancia a la lactosa, procesos diarreicos y tratamiento de úlceras). Además, pueden constituir una opción de cara al reto de la resistencia a los antibióticos al desplazar a bacterias resistentes a través de varios mecanismos[9].

Por otro lado, sus metabolitos, como las bacteriocinas, el ácido láctico y el peróxido de hidrógeno, también conocidos como *posbióticos* y secretados por estos microorganismos, pueden ser de inmensa importancia como antimicrobianos contra una amplia gama de bacterias patógenas[10].

Cuadro 5.1. Mecanismos de acción de los probióticos[11]

Fuente: Probiotics, prebiotics and synbiotics: Safe options for next-generation therapeutics. *Applied Microbiology and Biotechnology*. Yadav, M. J. et al. (2022)

Por su parte, los prebióticos se han definido como «un sustrato que es utilizado selectivamente por microorganismos huéspedes que confieren un beneficio para la salud». Generalmente son ingredientes alimentarios que promueven el crecimiento de los microorganismos probióticos presentes en el tracto intestinal y a su vez estimulan el sistema inmunitario[12]. Incluyen carbohidratos y sustancias que no son carbohidratos y aplicaciones en sitios del cuerpo distintos del gastrointestinal, y no solo se aplican a la salud humana, sino también a los prebióticos para uso animal. Un ejemplo de prebiótico es la inulina, que se encuentra en muchas plantas y se extrae para uso comercial de la raíz de achicoria y estimula *Bifidobacterium*[13]. El desarrollo industrial de los prebióticos se está utilizando para mejorar la calidad de los alimentos y la salud humana. A modo de ejemplo, se elaboran alimentos que contienen prebióticos, como galletas, cereales, pastas, alimentación infantil, edulcorantes, yogures o helados[14].

Los simbióticos son la combinación de prebióticos y probióticos para la mejora de la salud humana o animal y pueden ser de dos tipos: complementarios y sinérgicos. Los primeros consisten en un probiótico y un prebiótico que, juntos, confieren uno o más beneficios para la salud pero no requieren funciones codependientes, mientras que los sinérgicos contienen un sustrato que es selectivamente empleado por microorganismos coadministrados. Se han publicado efectos beneficiosos en la salud cardiovascular al disminuir los factores de riesgo asociados a ella, mejorando el síndrome metabólico o la resistencia a la insulina[15].

ADM-BIOPOLIS
Probióticos, prebióticos, simbióticos y
posbióticos para la nutrición

En Archer Daniels Midland-Biopolis (ADM-Biopolis) desarrollamos probióticos, prebióticos, simbióticos y posbióticos para la nutrición humana y animal. En todos nuestros desarrollos intentamos entender primero el problema biológico, normalmente una disbiosis en el microbioma digestivo, para diseñar de forma racional el mejor modulador del microbioma que permita retornar al ecosistema digestivo a su situación original. Este es el caso de nuestra solución frente a la dermatitis atópica. En una primera instancia, hace unos años estudiamos los cambios en el microbioma digestivo en niños con dermatitis recurrentes y, basándonos en esa información genómica y en otros datos de marcadores bioquímicos, desarrollamos una mezcla de tres cepas probióticas que recuperan la disbiosis. Esta mezcla se ha mostrado tremendamente eficaz en sendos ensayos clínicos al acelerar el efecto del tratamiento tópico en la piel del corticoide de elección y rebajar su tiempo de uso, así como al evitar nuevos episodios recurrentes del problema en la piel[16].

En todas las cepas probióticas comercializadas por nuestra compañía tenemos proyectos de investigación encaminados a entender su modo de actuación. Nuestra estrategia es conocer a nivel molecular el mecanismo de acción de nuestras cepas para, de esa forma, hacer un diseño racional de sus condiciones de producción que nos permita incrementar al máximo su funcionalidad. Este es el caso de nuestra cepa BPL1, un probiótico eficaz en salud metabólica. Conocemos su acción, la reducción del depósito de grasa visceral, y, trabajando en tres modelos animales distintos, hemos sido capaces de averiguar las vías metabólicas a las que afecta de una forma positiva[17, 18, 19]. Aún más: hemos identificado la molécula de la bacteria que es responsable de dicha funcionalidad, y con la molécula aislada hemos aprendido más de su forma de actuación[20]. Esta cepa, probablemente la cepa probiótica en el mercado con mayor conocimiento de su mecanismo de acción, ha mostrado su eficacia en varios ensayos clínicos[21, 22]. De una forma similar, hemos identificado los mecanismos de acción y la molécula responsable de otro de nuestros probióticos, la cepa ES1, que tiene un fuerte efecto antiinflamatorio y es una eficaz solución nutricional en salud digestiva. Como en el caso anterior, un amplio dosier científico con varios ensayos preclínicos y clínicos avala su funcionalidad.

Pero no nos hemos quedado en el laboratorio. Desde que creamos la compañía hemos querido producir nuestros probióticos. Por eso nuestra planta en Paterna, cerca de Valencia, está produciendo todas las cepas comentadas en el párrafo anterior y otras muchas más para venderlas a clientes en los cinco continentes de la alimentación humana y animal, la alimentación infantil y la farmacia. Nuestra capacidad productiva se incrementó notablemente con la inauguración a comienzos de 2023 de una segunda planta de producción de probióticos en Carcaixent, a pocos kilómetros de la actual, en la que vamos a multiplicar notoriamente nuestro volumen de producción.

Este enfoque «ciencia-cliente» es nuestra fuerza porque nos permite desarrollar productos con un alto valor científico dirigidos a las necesidades del mercado. Y este conocimiento del mercado tiene consecuencias. Por ejemplo, hace unos años la dificultad de añadir probióticos a alimentos y bebidas o a piensos que sufren procesos de esterilización nos llevó a iniciar una línea de investigación para encontrar posbióticos, es decir, microorganismos muertos por calor o por otros agentes físicos que, aun así, siguen siendo funcionales. En la actualidad en nuestra compañía disponemos de varios de estos posbióticos con eficacia demostrada en ensayos preclínicos y/o clínicos en salud inmune y digestiva o metabólica o en ansiedad o salud oral. El uso de estos posbióticos abre una vía comercial nueva que posibilita llevar este tipo de moduladores del microbioma a matrices comerciales hasta ahora impensables.

En resumen, ADM-Biopolis, una empresa que surgió hace veinte años desde un centro del CSIC en la Comunidad Valenciana, se ha convertido en el principal centro de innovación en microbioma de una compañía líder mundial en nutrición, ADM, y todo gracias a una sencilla receta: aplicar conocimiento en el desarrollo de sus productos.

Daniel Ramón Vidal
Distinguished Research
Health & Wellness-ADM Biopolis

2. Agroalimentación sostenible

La biotecnología ha transformado radicalmente la agricultura y la producción de alimentos. Los cultivos biotecnológicos han permitido una mayor resistencia a las plagas y a condiciones ambientales extremas, han evitado el uso intensivo del suelo preservando la biodiversidad, han reducido el consumo de agua y favorecido su gestión más sostenible y han contribuido a la disminución de las emisiones de GEI y de pesticidas en el aire. El biomonitoreo, la biorremediación y el uso de microorganismos para tratar desechos sólidos, líquidos y gaseosos son tecnologías y procesos clave que nos ayudan a mejorar el medioambiente en lugar de dañarlo. Mediante diversas técnicas, como la ingeniería genética o la tecnología CRISPR, se han logrado variedades más eficaces y de mayor calidad que permiten desarrollar cultivos más productivos y resistentes a las sequías[23].

En nuestro país, el sector agroalimentario representa uno de los más importantes de nuestra economía. No en vano España es el primer productor mundial de aceite de oliva, tiene la mayor superficie de viñedos de Europa y también es el primer país del mundo de especies pesqueras de interés comercial[24]. Su impacto económico resulta alto. En 2021 el sector agroalimentario, incluyendo la distribución, aportó casi 100 000 millones de euros a la economía española, lo que supone el 9.2 % del valor añadido bruto, y generó 2.3 millones de empleos, el 11.5 % del total nacional[25]. Además, las exportaciones agroalimentarias, con un aumento del 11.2 %, batieron un nuevo récord al alcanzar los 59 000 millones de euros[26].

El sector biotecnológico en nuestro país es responsable de gran parte de esa actividad económica: el 43.2 % de las empresas biotecnológicas se dedican a la alimentación, el 16.6 % a la acuicultura y salud animal y el 15.3 % a la agricultura y producción forestal. En AseBio treinta entidades socias desarrollaron en 2021 cerca de 192 productos para impulsar la agroalimentación sostenible[27].

Estos son algunos ejemplos de cómo en los últimos veinte años la biotecnología está afectando y transformando el sector agroalimentario[28, 29].

- Gracias a los cultivos biotecnológicos, se han ahorrado 183 millones de Ha de tierra y se ha conseguido reducir el cociente de impacto ambiental en un 19 %.
- El cultivo de maíz mediante biotecnología ha ahorrado 1042 millones de m^3 de agua con procesos productivos y cultivos resistentes a condiciones climáticas adversas y se ha evitado la liberación a la atmósfera de 1.58 millones de kg de CO_2.
- La reducción del uso de fitosanitarios también ha llevado aparejado el ahorro en el empleo de agua: 705 000 Ha han dejado de ser tratadas con insecticidas con un ahorro derivado del uso de agua de 141 000-705 000 m^3.

La biotecnología en nuestro país está aportando numerosas soluciones innovadoras para la seguridad alimentaria, la mejora de los cultivos y la calidad nutricional, la búsqueda de nuevas fuentes de proteínas, la mejora de la salud animal, el tratamiento y la gestión de las aguas, la valorización de los residuos, la reducción del CO_2, la mejora de la calidad del aire, el tratamiento microbiológico de las aguas, la salud y protección de los peces, la disminución de la erosión de los suelos y el uso de suelos cultivables[30].

3. Los alimentos del futuro y la contribución de la biotecnología

Se estima que la población mundial alcanzará cerca de los diez mil millones en 2050. Las estimaciones actuales indican que cerca de 690 millones de personas en el mundo padecen hambre, es decir, el 8.9 % de la población mundial, lo que supone un aumento de unos diez millones de personas en un año y de unos sesenta millones en cinco. Si continúa la tendencia actual, el número de personas afectadas por el hambre superará los 840 millones de personas para 2030. Es necesario llevar a cabo un cambio profundo en el sistema agroalimentario mundial si queremos alimentar a más de 820 millones de personas que padecen hambre y a los dos mil millones de personas más que vivirán en el mundo en 2050[31].

La biotecnología puede contribuir a paliar el hambre en el mundo generando nuevas e innovadoras fuentes de alimentos que incluyen micoproteínas, insectos, carne cultivada, espirulina y otras microalgas marinas. Estos alimentos del futuro pueden proporcionar un espectro completo de macronutrientes y micronutrientes esenciales, lo que los convierte en mejores alternativas que los actuales alimentos de origen animal o vegetal. De hecho, muchos poseen un alto contenido proteico y son fuente de aminoácidos esenciales. Y, por ejemplo, en el caso de las microalgas, contribuyen a la limpieza del CO_2 y, por tanto, a la economía circular, al retirarlo de la atmósfera gracias a la fotosíntesis[32].

Microalgas

Constituyen una prometedora fuente sostenible de alimentos para mejorar la seguridad alimentaria mundial y abordar los problemas ambientales causados por la expansión de la producción de alimentos y el crecimiento demográfico (vinculado al ODS 2, Hambre cero). Proporcionan un alto valor nutricional como fuente de ácidos grasos esenciales poliinsaturados (omega-3 y 6.), proteínas, vitaminas y carbohidratos. La pigmentación de las microalgas marinas puede utilizarse en la elaboración de pigmentos naturales y actuar como antioxidantes. Además, la suplementación con algas como alimento para animales ofrece numerosos beneficios, como un mejor crecimiento y peso corporal, una menor ingesta de alimentos, una mayor respuesta inmunitaria y durabilidad frente a las enfermedades, acción antibacteriana y antiviral, así como enriquecimiento de productos pecuarios con compuestos bioactivos. Las microalgas se usan asimismo para la elaboración de bioestimulantes para mejorar los cultivos. El avance significativo en la biotecnología de las algas las ha convertido en una poderosa «fábrica de células» para la producción de alimentos y ha llevado al rápido crecimiento de la bioeconomía de las algas en la industria de alimentos y piensos[33].

Cuadro 5.2. Bioproductos derivados de las microalgas y sus aplicaciones

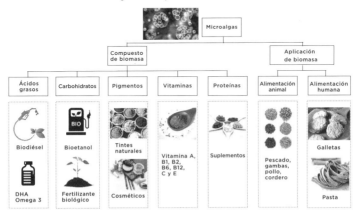

Fuente: Microalgae as sustainable food and feed sources for animals and humans e Biotechnological and environmental aspects. *Chemosphere.* Kusmayadi, A. *et al.* (2021)

ALGAENERGY
El papel de las microalgas como fuente de compuestos saludables

Las microalgas, un grupo de organismos microscópicos que tienen la característica común de realizar fotosíntesis oxigénica, desempeñan un papel fundamental no solo en la producción de oxígeno (aproximadamente el 50 % del total que se produce en el planeta), pues, además, gracias su metabolismo, que es enormemente diverso, contienen en sus células una gran cantidad de compuestos de muy diversa índole con actividad biológica que permiten su aplicación en distintos campos, entre los que se encuentra el de la salud, tanto en su aspecto preventivo como terapéutico.

El Ministerio para la Transición Ecológica y Reto Demográfico ha apostado de forma decidida dentro de su Plan para la Recuperación, Transformación y Resiliencia por un impulso a la transición verde. Uno de los principales objetivos de esta Plan es el crecimiento medioambientalmente sostenible. En este objetivo, la biotecnología de microalgas desempeña un papel clave, ya que, por una parte, su cultivo es una actividad que necesita incorporar una importante cantidad de CO_2 para generar la biomasa de microalgas (aproximadamente 1,9 kg de CO_2 en cada kg de biomasa generada) y, por otra, se origina de manera sostenible un material con múltiples aplicaciones en sectores clave, entre otros, la agricultura, la nutrición (humana y animal), la salud y la cosmética.

En efecto, dada la diversidad y adaptabilidad de su metabolismo, las microalgas constituyen una fuente de diversas moléculas que han demostrado gran potencial como nutrientes para la salud humana. Estas moléculas incluyen proteínas, lípidos y polisacáridos, así como algunos micronutrientes. Además, se han sugerido numerosas actividades funcionales, lo que indica que las microalgas pueden ser una fuente de moléculas activas para ser introducidas en los suplementos dietéticos con el fin de promover la salud en los seres humanos. En este sentido podemos enumerar varios ejemplos que ilustran el papel de algunos componentes de la biomasa de microalgas en importantes patologías relacionadas con enfermedades cardiovasculares e infecciosas y algunos tipos de cáncer. Los principales factores de riesgo de la aterosclerosis son la hipertensión, la hiperlipidemia y la diabetes. Varios resultados sugieren que las microalgas pueden ayudar a disminuir algunos de estos factores de riesgo (como los niveles de colesterol y lipoproteínas de baja densidad [LDL] en la sangre), además de su particular composición de ácidos grasos, lo que puede suponer un enfoque nutricional preventivo en sí.

La devastación causada por la COVID-19 y las previsiones sobre las futuras interacciones entre la especie humana y las enfermedades exigen una reconsideración creativa de la respuesta global a las enfermedades infecciosas. Hay una necesidad urgente de medicamentos antivirales accesibles y rentables que puedan producirse en masa y distribuirse sin restricciones a grandes poblaciones. El desarrollo de estos fármacos debe basarse en un conocimiento profundo de la estructura y la función del virus, así como de la biología humana, a fin de maximizar la eficacia, minimizar el coste y reducir el desarrollo de resistencia a los medicamentos. Estos fármacos actuarían idealmente a través de un conjunto variado de mecanismos en múltiples etapas a lo largo del curso de la infección. Debido a su abundancia y diversidad, los compuestos naturales son ideales para estas intervenciones terapéuticas integrales.

En estudios recientes, los compuestos derivados de ciertas microalgas han demostrado su potencial como agentes anti-SARS-CoV-2. Estos compuestos actúan en diferentes momentos de la patogénesis del SARS-CoV-2. Además, debido a que este virus está asociado a una respuesta inflamatoria grave, los compuestos antioxidantes de las microalgas también pueden desempeñar un papel relevante en el alivio de algunas patologías perjudiciales durante el curso del tratamiento.

El campo de la investigación sobre el cáncer se centra en la búsqueda de tratamientos curativos, pero también pretende desarrollar estrategias preventivas. Se ha documentado ampliamente que los compuestos bioactivos (proteínas, péptidos, polisacáridos, lípidos y carotenoides) de las microalgas son beneficiosos para el tratamiento o actúan como agentes de quimioprevención de esta enfermedad. Las microalgas se consideran una importante fuente de producción de proteínas y péptidos y varias se han propuesto como agentes anticancerígenos. A modo de ejemplo, las ficobiliproteínas de las cianobacterias como *Arthrospira platensis* (espirulina) han mostrado efectos anticancerígenos, antioxidantes y antiinflamatorios.

Estos son algunos ejemplos del papel que las microalgas pueden desempeñar en un ámbito tan trascendente como el de la salud humana. Sin duda queda mucho por explorar, dada la riqueza y abundancia de compuestos bioactivos existentes en la biomasa de estos organismos, pero estamos ante un reto que bien merece la pena abordar por cuanto la expectativa de resultados es realmente esperanzadora. Las empresas especializadas en la producción de microalgas (como AlgaEnergy) habrán de tener también un papel relevante en esa tarea por cuanto, en función de los protocolos de cultivo que practiquen, es posible actuar en las vías metabólicas de estos microorganismos y, con ello, mejorar sensiblemente la composición bioquímica de la estirpe de interés[34, 35, 36, 37, 38, 39, 40, 41, 42, 43].

Augusto Rodríguez-Villa
Fundador, presidente y CEO de Algaenergy

Carne cultivada

Es un bioproducto que puede reemplazar la carne convencional producida por la agricultura tradicional y que se elabora mediante el cultivo de células animales comestibles[44].

Cuadro 5.3. Proceso de producción de la carne cultivada

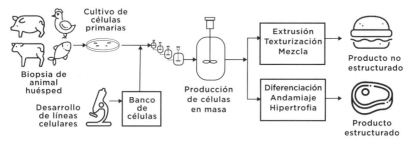

Fuente: Basado en Scale-up economics for cultured meat. *Biotechnol Bioeng.* Humbird, D. (2021).

Una de las ventajas del cultivo de carne es paliar uno de los problemas derivados del efecto negativo del cultivo veterinario intensivo, el crecimiento demográfico o la potencial transmisión de zoonosis o resistencia a los antibióticos[45].

MERCK
La carne cultivada como herramienta sostenible

Merck es uno de los socios fundadores del Consorcio colaborativo de modelado de carne cultivada *(Cultivated Meat Modeling Consortium)*[46], cuyo objetivo es aprovechar la experimentación virtual mediante la creación de una plataforma para el modelado y la simulación por ordenador adaptada a las tecnologías de carne cultivada. El consorcio está formado por representantes de empresas emergentes, instituciones académicas, organizaciones sin fines de lucro y empresas. Este proyecto se está realizando en el Centro de Innovación de Merck y el Centro de Innovación de Silicon Valley en estrecha colaboración con el negocio de ciencias de la vida de Merck, además de trabajar con empresas emergentes para desarrollar formulaciones de medios sin suero adecuadas para las diversas especies de carnes y mariscos cultivados.

Ana Polanco
*Head of European Government and Public Affairs (GPA)
y Market Access and Pricing (MAP)* en Merck

4. Biotecnología y bioeconomía

La FAO define la bioeconomía como «la producción basada en el conocimiento y la utilización de recursos, procesos y métodos biológicos para proporcionar bienes y servicios de forma sostenible en todos los sectores económicos»[47].

Según este mismo organismo, «abarca las partes de la economía que utilizan recursos biológicos renovables (plantas, animales, microorganismos, etc.) con el fin de reemplazar los combustibles fósiles y producir alimentos, piensos animales y otros productos biológicos. Su carácter transversal ofrece una oportunidad única para abordar ampliamente problemas sociales conectados entre sí, como la seguridad alimentaria, la escasez de recursos naturales, la dependencia de los recursos fósiles y el cambio climático, logrando al mismo tiempo un desarrollo económico sostenible»[48].

La bioeconomía tendrá un papel clave para favorecer un modelo de crecimiento más sostenible y dar respuesta a los ODS de la Agenda 2030 de la ONU, y está presente en numerosos sectores productivos de alto valor e impacto económico y social en los que la biotecnología tiene un papel muy relevante[49].

España ha sido uno de los primeros países de Europa en desarrollar una Estrategia Nacional de Bioeconomía y en lanzar planes de acción específicos a través de diferentes comunidades autónomas, entre las que destacan Castilla-La Mancha y Andalucía. La primera ha promovido la construcción de una planta de investigación, una biorrefinería y la realización de proyectos de I+D+i a través del proyecto CLaMber y Andalucía cuenta con su propia Estrategia de Bioeconomía Circular[50].

Además, como se ha mencionado anteriormente, nuestro país es el primer productor mundial de aceite de oliva. Algunas empresas españolas están usando aceites ya empleados en la cocina de hogares y en la restauración, como aceites de oliva y girasol, para fabricar combustibles de origen reciclado que no compiten con la producción de alimentos, y los restos de la poda se utilizan para compostar.

España también es el tercer país europeo por recursos de biomasa forestal y el primero con mayor crecimiento anual de bosques. La limpieza de estos no solo previene incendios, sino que también genera energía a través de la transformación de ramas caídas, arbustos y maleza en biomasa forestal. Con el proceso adecuado, esta biomasa puede producir electricidad de manera sostenible y ecológica. Si bien la biotecnología no es necesaria para el proceso de combustión de estos materiales, sí lo es para procesos más complejos, como la transformación y el tratamiento que permiten su uso directo como materiales de construcción o su trasformación en abono orgánico mediante su compostaje[51]. También se están empleando las herramientas biotecnológicas para la producción de biocombustibles a partir de residuos agrícolas[52].

Además, la fracción orgánica de los residuos municipales representa otra fuente inagotable de biomasa con un altísimo potencial de conversión en productos de valor añadido. Estos residuos, con los que empresas de nuestro sector están trabajando, son una fuente de biomasa que puede convertirse en una fuente de energía limpia y sostenible y que puede tener un papel significativo en la transición verde[53].

Asimismo, la bioeconomía está tomando mucha fuerza como motor de desarrollo e innovación, lo que se está viendo reflejado en programas e iniciativas europeas y también nacionales. En Europa la implementación de los fondos públicos (particularmente, pero no solo, fondos europeos *Next Generation*) apuesta por la transición ecológica, la sostenibilidad, la digitalización y la innovación[54]. La Política Agraria Común presta una especial atención a la bioeconomía[55]. Contamos también con la Estrategia Europea de Bioeconomía[56] y con varias iniciativas de la Comisión Europea, como el Pacto Verde Europeo *(Green Deal)*[57], la estrategia «De la granja a la mesa» *(Farm-to-Fork)*[58] o la Estrategia para la Biodiversidad 2030[59], encaminadas a conseguir objetivos en los que la bioeconomía puede aportar mucho, como disminuir contaminantes y dependencia de recursos no renovables, mejorar la biodiversidad y restaurar ecosistemas degradados.

En España también hay iniciativas, como la Estrategia Española de Ciencia, Tecnología e Innovación[60], la Estrategia Española de Economía Circular[61] y la Ley de Cambio Climático y Transición Energética[62], con objetivos en materia medioambiental para lograr la transición verde.

Europa tiene, por tanto, una agenda de un gran calado con efecto en varios sectores de la economía, donde la transición verde es uno de los pilares para la recuperación en Europa y España y la biotecnología tiene un peso esencial por su papel para el cumplimiento del Pacto Verde, la bioeconomía y la economía circular.

6
El sector biotecnológico en la agenda de recuperación

«Nada en la vida es para ser temido; solo para ser
comprendido. Ahora es el momento de entender más,
de modo que podamos temer menos»

Maria Salomea Skłodowska-Curie,
Premio Nobel de Física (1903) y de Química (1911)

La pandemia también supuso una prueba de gran calado sobre la capacidad de respuesta de nuestra sociedad. En diciembre de 2020, nueve meses después de que la OMS declarara la pandemia por el coronavirus, en España teníamos acceso a la primera vacuna. Hoy, en la Unión Europea tenemos 19 vacunas aprobadas[1] y casi cuatrocientas en desarrollo según datos de la OMS[2].

En nuestro país el sector biotecnológico también ha sido parte de esta respuesta global a la pandemia. Cincuenta y tres socios de AseBio trabajaron en 170 soluciones biotecnológicas relacionadas con la emergencia sanitaria provocada por el SARS-CoV-2[3]. Casi la mitad (49 %) de las líneas buscaron productos o materias primas para diagnosticar la enfermedad, un 33 % trató de dar con un tratamiento y un 9 % correspondió a herramientas de predicción.

Para llegar a estos resultados en 2022, el sector biotecnológico en España fue dando una serie de pasos desde el inicio de la pandemia cuyo resultado ha sido que se reconozca como estratégico para la recuperación del país. Este capítulo analiza esta amplia y ágil capacidad de respuesta. La agenda de recuperación se está centrando en superar el efecto de la pandemia tanto en el sistema de salud como en la economía.

1. El sector biotecnológico en el estado de alarma

Desde el inicio de la pandemia, un alto número de centros de investigación y empresas españolas iniciaron nuevas vías de trabajo y adaptaron a las nuevas necesidades líneas de trabajo existentes, todo en colaboración con autoridades internacionales como la OMS, gobiernos nacionales e instituciones filantrópicas, para encontrar soluciones biotecnológicas que dieran respuesta a la emergencia sanitaria. El Real Decreto Ley del 29 de marzo de 2020, que regulaba las actividades esenciales durante la crisis, mencionó la biotecnología como actividad esencial, lo que permitió que el sector mantuviera en marcha las actividades consideradas esenciales, imprescindibles para su actividad[4].

El sector biotecnológico también trabajó con las autoridades sanitarias para identificar las capacidades clave en la situación de emergencia[5]. La Comisión Europea hizo un llamamiento a *startups* y pymes con tecnologías e innovaciones que pudieran ser útiles en el tratamiento, la prueba, la monitorización u otros aspectos del brote del virus SARS-CoV-2[6]. El Ministerio de Ciencia e Innovación, a través del Centro de Desarrollo Tecnológico Industrial (CDTI), aprobó medidas urgentes dirigidas a empresas innovadoras para apoyar la I+D+i[7]. Asimismo, el Instituto de Salud Carlos III puso en marcha la convocatoria del Fondo COVID-19.

El sector biotecnológico fue parte del esfuerzo colectivo que se generó como respuesta a estas peticiones, liderando y participando en diversos proyectos[8]. Por otro lado, la biotecnología mostró una gran capacidad de adaptabilidad a las nuevas circunstancias, ya que la gran mayoría (el 90 %) de las empresas mantuvieron su actividad y su plantilla durante el estado de alarma. Además, aproximadamente la mitad del sector reorientó su actividad hacia la COVID-19 para dar respuesta a la emergencia sanitaria[9].

2. El sector en la Comisión de Reconstrucción Económica y Social

Además de la implicación de la biotecnología en la búsqueda de soluciones a la pandemia en forma de diagnóstico, tratamientos y vacunas, este sector participó en el debate público que se ha mantenido sobre qué necesitaba el país para recuperarse del duro golpe de la pandemia.

AseBio, a través de su presidenta, participó en junio de 2020 en la Comisión de Reconstrucción Económica y Social del país en el Congreso de los Diputados presentando una agenda para contribuir a la recuperación. El dictamen de la Comisión reconoció el valor estratégico de la biotecnología para nuestro país y fue uno de los documentos base del Plan de Recuperación, Transformación y Resiliencia presentado por España a la Comisión Europea.

El objetivo de la agenda de recuperación de AseBio era el impulso del compromiso de España con la ciencia y la innovación en áreas estratégicas con gran capacidad transformadora e influencia en la vida de las personas[10]. El dictamen de la Comisión incorporó gran parte de la agenda propuesta por el sector y varias de las medidas son ya, o están en vías de ser, una realidad, como la puesta en marcha de la Oficina de Ciencia y Tecnología en el Congreso de los Diputados o el desarrollo de una Estrategia de Medicina Genómica y de Precisión. También se requirieron más inversiones públicas en I+D+i, punto que se vio reflejado en la reforma de la Ley de la Ciencia, o garantizar el acceso de la innovación para mejorar la vida de los pacientes, punto que se ha incorporado como uno de los objetivos del futuro Plan Estratégico de la Industria Farmacéutica 2023-2025 que el Gobierno de España se comprometió a poner en marcha a lo largo de 2023. Este Plan se desarrolla con un grupo de trabajo con representantes del sector y también abordar la importancia para la presidencia española del Consejo de la UE en el segundo semestre de 2023 de la defensa de la propiedad intelectual para facilitar el desarrollo de la I+D+i en Europa[11].

3. El sector en los programas clave para la recuperación económica del país

El plan España 2050 recoge que la biotecnología es clave para lograr cinco de los nueve grandes desafíos que tenemos como país: ser más productivos para crecer mejor; convertirnos en una sociedad neutra en carbono, sostenible y resiliente al cambio climático; preparar nuestro estado de bienestar para una sociedad más longeva; promover un desarrollo territorial equilibrado, justo y sostenible, y ampliar las bases de nuestro bienestar futuro[12].

Además de suponer una tecnología estratégica con el plan España 2050, el sector biotecnológico, gracias a su alta capacidad de respuesta en situaciones de emergencia, su capacidad de dinamizar la economía y su participación y la influencia directa en 13 de los 17 ODS, aparece como un pilar fundamental tanto del PERTE Salud de Vanguardia[13] como del PERTE Agroalimentario[14], que recogen la capacidad de innovación del sector biotecnológico. Esta capacidad de innovación resulta fundamental para aportar soluciones a los retos que tenemos por delante.

Asimismo, diversos centros de investigación y empresas del sector están participando en proyectos enmarcados en los fondos de recuperación. Es el caso de un proyecto tractor que impulse el desarrollo y la producción de fármacos, terapias y vacunas diseñado para hacer frente a la capacidad financiera en todas las fases clínicas necesarias para desarrollar un fármaco. También destaca un proyecto para impulsar la industria para la medicina personalizada y su digitalización, creando un mayor número de productos y soluciones que lleguen a la prueba de concepto y a su comercialización. Otro proyecto impulsa la industria de terapias avanzadas que se constituya como una industria tractor que estimule también el desarrollo de toda la industria auxiliar. Y en el ámbito sanitario, otro proyecto refuerza la gestión integral de pandemias, que engloba, entre otros factores, el desarrollo tecnológico de sistemas de diagnóstico, el desarrollo farmacéutico y clínico de nuevas terapias y la producción de medicamentos.

Asimismo, se está trabajando en proyectos que impulsan la bioindustria y la revalorización de residuos en el sector de la agroalimentación que consoliden la bioindustria de microalgas y su cadena de valor para la agroalimentación sostenible, la alimentación funcional y la cosmética natural con la creación, ampliación, mejora y optimización de las instalaciones productivas de microalgas. Cabe destacar otro proyecto para la cría industrial del insecto tenebrio que ofrece medios para reestablecer el equilibrio natural global utilizando soluciones industriales sostenibles basadas en insectos a través de la economía circular y la transformación industrial. También se quiere impulsar la economía circular con la revalorización de residuos orgánicos para la sostenibilidad del sector agropecuario a través de una plataforma digital para la recogida y la gestión de datos a lo largo de toda la cadena de valor que permita la trazabilidad y la reutilización de los residuos.

4. El sector protagonista de la Agenda europea de recuperación

La Estrategia Industrial Europea, al igual que los fondos *Next Generation* EU, quiere reforzar la autonomía industrial y estratégica de Europa[15]. La Estrategia actualizada reafirma las prioridades establecidas en la Comunicación de marzo de 2020, publicada el día anterior a la declaración por la OMS de la pandemia de

COVID-19, al tiempo que responde a las lecciones aprendidas de la crisis para impulsar la recuperación y reforzar la autonomía estratégica abierta de la UE[16].

La actividad económica del sector biotecnológico, con un componente industrial destacado, responde a varias de estas prioridades europeas, como la producción de medicamentos o la autonomía estratégica. España cuenta con 173 plantas de producción, entre las cuales figuran 57 de producción de principios activos químicos o biológicos y 116 de producción de productos farmacéuticos de uso humano o animal[17]. Desde la declaración del estado de alarma, todas estas plantas de producción de medicamentos de uso humano siguieron funcionando a pleno rendimiento, un hecho que ha resultado fundamental para poder abastecer de todos los medicamentos necesarios a nuestro país durante esta crisis. Hay que tener en cuenta que hasta 25 millones de ciudadanos en España toman al menos un medicamento cada día[18].

Respecto a la fabricación industrial relacionada con la pandemia, son varias las empresas del sector que han llevado a cabo la producción industrial, el llenado y el empaquetado de las vacunas contra el virus SARS-CoV-2. Biofabri cerró un acuerdo con la estadounidense Novavax por el que el grupo español se encargó de la producción industrial del antígeno de la vacuna de Novavax. A su vez, mAbxience con AstraZeneca y la Universidad de Oxford firmaron otro acuerdo para el llenado y empaquetado de viales de la vacuna. También Reig Jofre acordó con Janssen Pharmaceutical Companies de Johnson & Johnson la transferencia tecnológica de la producción de su vacuna. Finalmente, Merck firmó una colaboración estratégica con BioNTech para suministrar los lípidos necesarios para la producción de la vacuna que desarrolló con Pfizer. La compañía contribuyó con productos, materias primas y tecnologías al desarrollo de casi cincuenta vacunas contra el SARS-CoV-2 en todo el mundo, sumando fuerzas con otras empresas y con importantes entidades de todo el mundo, como un consorcio internacional con la Fundación Bill & Melinda Gates. En nuestro país, Merck también apoya la investigación y el desarrollo de las nuevas vacunas, y actualmente está colaborando con los fabricantes de vacunas como Rovi (Moderna), Reig Jofre (J & J), CZ Vaccines (Novavax) e Hipra (vacuna propia) facilitando sus procesos productivos.

La capacidad industrial del sector biotecnológico también es muy destacable en la producción relacionada con el sector agrario. AlgaEnergy dispone de dos plantas de producción industrial de microalgas, Biorizon cuenta con una planta de producción y experimentación de microalgas y cianobacterias y Natac tiene una fábrica multiproducto para el extracto de plantas.

Muy relacionada con el sector agroalimentario está la biotecnología industrial, cuyas innovaciones en forma de biofertilizantes, biocombustibles o alimentación funcional contribuyen a una economía circular y sostenible. La biotecnología industrial también cuenta en nuestro país con numerosas plantas de producción dedicadas al desarrollo de procesos y a la fabricación: Biopharmaceuticals está centrada en el desarrollo de procesos de la fabricación de cGMP de productos biológicos y de terapia celular, ADL BioPharma tiene una planta de fabricación de fermentación, BioMar dispone de una planta para distintas aplicaciones industriales, CENER tiene un centro de biorrefinería y bioenergía, CLaMber es una biorrefinería e IQS tiene una planta piloto de bioprocesos.

La Agenda europea de recuperación también concede un papel protagonista a la Estrategia Farmacéutica Europea, cuyo objetivo es desarrollar acciones que aseguren la existencia suficiente de medicamentos y productos sanitarios necesarios y faciliten el acceso a la innovación de los pacientes.

En España los datos de acceso a la innovación son preocupantes. Los datos del informe *WAIT Indicator (2018-2021)* realizado por EFPIA reflejan el grave problema que tiene nuestro país en cuanto al acceso de los pacientes a medicamentos innovadores, debido principalmente a los largos retrasos entre su aprobación por parte de las autoridades europeas y su uso en pacientes, que supera los 20 meses y sitúa a España por detrás de los países de referencia en Europa. A 1 de enero de 2023, solo 98 de los 168 medicamentos aprobados en la UE en el período 2018-2021 estaban disponibles en España, es decir, el 58 %, frente al 88 % en Alemania o el 80 % en Italia[19].

Por ello, es necesario aprovechar la reforma de la legislación europea en materia farmacéutica en curso con la propuesta de la Comisión Europea en abril de 2023 para que el acceso a la innovación en nuestro país mejore. Esta reforma debe lograr que la UE recupere el liderazgo mundial en la I+D+i y una industria de vanguardia. Esto será posible si avanzamos en mejorar el acceso a la innovación con una visión a largo plazo del sistema sanitario y una mejor coordinación entre los Estados miembros. Para facilitar la innovación, es imprescindible, a su vez, mantener el sistema de defensa de la propiedad industrial. Gracias a esta protección se ha visto en respuesta a la pandemia cómo es posible, con un esfuerzo titánico, que empresas innovadoras y los demás agentes del sistema trabajen juntos para desarrollar diagnósticos, vacunas y otras soluciones en un espacio de tiempo muy corto. No hay precedentes de una capacidad de respuesta así. Precisamente, gracias a la protección, las empresas pueden compartir sus conocimientos y tecnologías sin temor a que los competidores los utilicen en su desventaja. El sector biotecnológico de la UE, compuesto en su mayoría por pymes, se basa en una propiedad industrial sólida y con incentivos específicos que permiten a las empresas aumentar el capital riesgo. Los incentivos futuros deben reflejar los desafíos económicos del desarrollo de la innovación sanitaria.

En España debemos aspirar a encontrarnos a la cabeza de la incorporación de las innovaciones en Europa, garantizando el acceso a ellas a los ciudadanos en condiciones de equidad. La innovación supone la inversión en salud de los ciudadanos.

7
El talento en el sector biotecnológico en España

«El futuro del planeta depende de la posibilidad de dar a todas las mujeres el acceso a la instrucción y al liderazgo»

Rita Levi-Montacini, neurocientífica y Premio Nobel de Medicina 1986

1. España, líder en conocimiento, producción científica y ensayos clínicos

El sector biotecnológico es intensivo en conocimiento y en inversión en I+D+i. Apuesta por la investigación y destaca por su excelente producción científica.

Según datos del *Informe AseBio 2021*, las empresas biotecnológicas invirtieron en I+D+i casi 900 millones de euros en 2020, un 6 % de la inversión total nacional, consolidando así el biotecnológico como el primer sector industrial en intensidad de inversión en I+D+i. Esto contribuye a que la biotecnología sea el sector industrial más intensivo en contratación de investigadores, con un 13.23 % del total de las plantillas.

Además, España se ha posicionado como la octava potencia mundial en producción científica al representar el 2.8 % de la producción global, que resulta excelente, ya que uno de cada cuatro artículos está entre el 10 % más citados del mundo. Dicha producción científica de calidad no proviene únicamente del sector público, sino también del empresarial, donde se ha visto un importante esfuerzo, con un incremento de casi un 50 % de producción científica el último año[1].

Por otro lado, España es la quinta potencia en un área tan innovadora y de futuro como la de las terapias avanzadas y es una potencia mundial en ensayos clínicos. Somos el tercer país del mundo, después de EE. UU. y Francia, líder en ensayos clínicos por habitante: 6700 en 2022[2]. Y hemos visto además que se han incrementado desde la pandemia, en parte gracias a un esfuerzo colectivo facilitado por una mayor flexibilización y conexión entre avances en biotecnología y nuevas tecnologías digitales. De hecho, España ha liderado el número de ensayos clínicos frente al SARS-COV-2 en Europa[3].

En definitiva, tenemos talento, somos líderes en producción de ciencia y una potencia mundial en ensayos clínicos, esto es, una ventana de oportunidad única para impulsar un tejido industrial que refuerce nuestra autonomía estratégica que genere empleo de calidad y contribuya a un nuevo modelo de crecimiento económico resiliente y sostenible.

2. El talento del sector biotecnológico es brillante

La agenda de recuperación supone un esfuerzo colectivo para aumentar significativamente nuestra inversión en I+D+i. Para lograrlo es imprescindible contar con talento cualificado que contribuya a una producción científica sólida, que a su vez genere patentes, emprendimiento y tejido industrial altamente innovador.

Coincidiendo con el Año Europeo de la Juventud en 2022 se publicó un informe *(Sostenible o nada, el mundo que ambicionan los jóvenes)* a partir de una encuesta en la que participaron más de seis mil jóvenes entre 18 y 35 años (619 españoles) de diez países europeos. El estudio refleja cuáles son las principales preocupaciones de esta población. La sostenibilidad es una prioridad para los jóvenes europeos, especialmente para los españoles: nueve de cada diez (ocho de cada diez en Europa) estarían dispuestos a cambiar sus hábitos para reducir su impacto en el medioambiente. En el caso de nuestro país, el informe pone de manifiesto que, si los jóvenes tuvieran en su mano elegir qué retos mundiales abordar para conseguir el futuro que ambicionan, optarían por el cáncer, las amenazas medioambientales y la igualdad de género[4].

La biotecnología es una herramienta imprescindible en 13 de los 17 ODS, como hemos visto en el capítulo 1. Su capacidad de mejorar la salud y el bienestar del planeta es fundamental para atraer un capital humano con una excelente formación y educación, con gran capacidad para la innovación[5].

En nuestro país, el talento del sector biotecnológico es brillante: cuenta con un 97 % de empleados con diplomaturas. El número de matriculados en estudios universitarios en biotecnología se ha ido incrementando año a año a un ritmo del 4 % hasta superar los 8700 alumnos. Esta cantera del sector biotecnológico está formada por talento destacado con notas de corte de las más elevadas para el acceso a la titulación de biotecnología. En 19 de las 24 universidades públicas que imparten biotecnología, esta está entre las diez titulaciones con mayor nota de corte[6].

El sector biotecnológico es intensivo en ciencia y talento y el primer sector industrial en contratación de investigadores: un 13.23 % sobre el total de ocupados. Las empresas biotecnológicas han ampliado su plantilla en plena pandemia acentuando la tendencia de crecimiento de los últimos años[7], pero tenemos que hacer un esfuerzo como país para que esa tendencia se consolide y la ciencia de excelencia se traslade al emprendimiento y a la generación de empleo, como han hecho países pioneros en innovación[8].

En este pensamiento estratégico de qué es lo que España necesitará para que la ciencia de excelencia se traslade al emprendimiento, será fundamental trabajar en la identificación y el desarrollo de los perfiles y capacidades que el sector requerirá para desarrollar todo su potencial, que sin duda estarán ligados a las nuevas tecnologías[9].

3. La mujer en el sector biotecnológico

El talento biotecnológico es diverso, elemento indispensable para el aprovechamiento de todo el potencial económico de nuestro país.

El sector biotecnológico en España destaca por la alta participación de mujeres. La biotecnología sigue interesando a jóvenes estudiantes: de los 8700 alumnos matriculados en estudios universitarios en biotecnología de grado o máster, el 60 % corresponde a mujeres[10]. Este alto porcentaje se sitúa muy por encima del de otras disciplinas STEM *(Science, Technology, Engineering and Mathematics),* donde únicamente el 16 % de los profesionales de las carreras STEM corresponde a mujeres[11].

El sector biotecnológico cuenta desde hace más de una década con un alto número de mujeres trabajando en actividades de I+D+i, siempre por encima de la media española. En la clasificación de mujeres dedicadas a actividades de I+D+i sobre el total del personal en I+D+i, las empresas de biotecnología mantienen la tercera posición, con un 59 %, y en la clasificación de investigadoras sobre el total de empleo, estas compañías son líderes, con el 15.45 %. Sin embargo, aún representan el 30.2 % de los equipos directivos de empresas de biotecnología, aunque están muy por encima del 23.2 % de las compañías del IBEX-35. Al igual que sucede en otros sectores industriales, nos queda también camino por recorrer para alcanzar la representación paritaria en puestos de liderazgo, como los de dirección, CEO o en consejos de administración[12].

Según el III Índice ClosinGap, en nuestro país todavía queda un 35.3 % de brecha de género que debemos cerrar para conseguir la paridad. Este dato ha mejorado respecto al II Índice ClosinGap debido a una disminución de la brecha en los indicadores de empleo, educación, conciliación y digitalización, y se sitúa seis décimas más arriba que en 2020. Al ritmo actual, todavía harían falta 33 años para alcanzar la igualdad. Gracias a este informe, también sabemos que el PIB español podría haber sido hasta un 17.6 % superior en 2021 de haber existido una absoluta igualdad entre géneros. Para ello, es preciso atajar urgentemente todas las desigualdades en el mercado laboral que tienen un impacto tan negativo en nuestra economía. Son varias las acciones que debemos emprender. Si hubiera más mujeres en posiciones de liderazgo y toma de decisiones, se potenciaría el acceso de las mujeres a las carreras STEM y se repartiera equitativamente el trabajo no remunerado, entre otras cosas, avanzaríamos de forma significativa para cerrar esta brecha. Y, por supuesto, habría que apostar por sectores estratégicos, como el biotecnológico, en el que las mujeres tienen una alta representación[13].

4. El talento del futuro

Para entender las necesidades de talento de la industria biotecnológica es importante comprender el contexto cambiante en el que operan, el largo ciclo de vida desde la investigación hasta que la innovación llega al paciente y al ciudadano y la propia naturaleza disruptiva de las innovaciones que las compañías generan.

Este proceso requiere equipos con habilidades y capacidades diversas que van desde el conocimiento científico e investigador y la gestión hasta el desarrollo de negocio o entender cómo es el acceso al mercado de unas innovaciones que tienen lugar en un entono muy regulado. Por ello, se requieren plantillas multidisciplinares y globales, dado que la biotecnología, al igual que la ciencia, no entiende de fronteras y tiene vocación global.

La biotecnología, junto con las nuevas tecnologías digitales, está siendo protagonista de grandes transformaciones que están cambiando nuestra manera de proteger la salud de las personas y de garantizar la sostenibilidad del planeta.

En un estudio llevado a cabo por AseBio sobre el uso en el sector biotecnológico de las nuevas tecnologías digitales, se constató que una de las barreras al uso de las nuevas tecnologías es la falta de formación y experiencia en ellas y que tanto la educación digital como las nuevas tecnologías son áreas plenamente demandadas en la actualidad y de cara al futuro[14].

El vertiginoso ritmo al que se están produciendo las innovaciones hace que tanto las empresas como el sector público vayan por delante de lo que se está estudiando en las aulas; por ello es fundamental estrechar los vínculos entre ambos sectores y la universidad con nuevos modelos colaborativos que permitan adelantarnos a las futuras demandas del mercado laboral.

Por ello, de cara a seguir despegando el potencial de transformación del sector, se necesitará contar con expertos en el manejo de datos con experiencia biomédica, médicos que puedan trasladar preguntas de investigación a hipótesis que se puedan testar y luego trasladar del análisis a la investigación para mejorar el diseño de los ensayos clínicos. Estamos observando asimismo la necesidad de captar talento con experiencia y conocimientos en genética, edición génica, medicina traslacional e inmunología[15, 16].

8
Oportunidades del sector biotecnológico en España

En el capítulo anterior hemos visto algunas de las fortalezas del sector en España, que destaca por apostar por la investigación, por su excelente producción científica y por la capacidad de llevar a cabo ensayos clínicos. También hemos estudiado que la biotecnología es el sector industrial más intensivo de inversión en I+D+i. Todos estos factores constituyen n una ventana de oportunidad para impulsar un sector clave para lograr un nuevo modelo de crecimiento económico resiliente y sostenible. Para seguir dando pasos hacia este modelo económico, también debemos avanzar en otras variables que por su potencial transformador suponen una oportunidad para nuestro país. En este capítulo nos centramos en analizar estas áreas, todas clave para el futuro del sector.

1. La inversión en I+D+i

Sabemos que dos tercios del crecimiento económico en Europa desde 1995 a 2007 derivan de las inversiones en I+D+i[1] y también está contrastado que el retorno económico de la inversión pública en I+D+i es del 20 %[2], es decir, por cada 100 euros de inversión pública en I+D+i, una economía se expande en 120 euros. Asimismo, la financiación pública del sector empresarial tiene un efecto de apalancamiento en la inversión privada y un impacto económico positivo. Además, diversos organismos internacionales[3] destacan la importancia de la inversión en investigación e innovación especialmente en momentos de crisis económica. Se observa que los sectores que más innovan en sus procesos productivos son también los que más crecen e invierten.

A pesar de estos impactos positivos en el crecimiento económico, la ciencia y la innovación en nuestro país están en unos niveles de inversión bajos que además no se corresponden con el potencial económico de España, que ocupa el cuarto lugar en PIB de la UE, según datos de Eurostat, si bien se encuentra en el puesto 16 de los 27 Estados miembros de la UE en la clasificación de innovación de la UE, según el *European Innovation Scoreboard 2022* de la Comisión Europea[4].

España ha ido avanzando en la convergencia con la UE-27 pero sigue estando por debajo del promedio europeo. Nuestro país se mantiene dentro del tercer escalón europeo, entre los países considerados «moderados» por su nivel de innovación. España se sitúa por encima de la media comunitaria en tres de los doce grupos de indicadores que componen el índice. La mejor posición relativa española se da en el bloque de digitalización (puesto 5 de 27). También supera la media comunitaria en capital humano (9) y en sostenibilidad ambiental (9).

La peor posición relativa se da en los bloques de innovación en pymes, empleo en innovación y colaboración empresarial con el sistema (puesto 22, en los tres bloques). Por debajo de la media aparece en los bloques de sistema de investigación atractivo (17), inversión empresarial (16), financiación y apoyo (16), uso de tecnologías de la información y la comunicación (TIC) (16), protección de la innovación (15) y productos y exportaciones (10).

Esta foto es el reflejo de la situación de la ciencia y la tecnología en nuestro país. En el último año con datos disponibles (2021), la inversión en I+D+i fue de 17 249 millones de euros, lo que supone un incremento de 1481 millones respecto al año previo. A este incremento han contribuido tanto el sector público como el privado, que creció un 10.6 % en 2021, por encima del sector público que creció un 7.8[5]. El crecimiento del PIB nominal en 2021, con una tasa de variación interanual del 7.4 % supuso que la I+D+i mantuvo su peso en la economía española pasando del 1.41 % del PIB al 1.43 % en 2021, incrementándose en dos centésimas. Se trata de un dato positivo, aunque sigue estando muy alejado del 3.4 % de Suecia, el 3.19 % de Austria, el 3.18 % de Alemania o el 2.91 % de Dinamarca. En este sentido, es muy positivo que la nueva Ley de la Ciencia, la Tecnología y la Innovación recoja el objetivo de alcanzar el 1.25 % de financiación pública de la I+D+i respecto al PIB en 2030 y el 3 % junto a la inversión privada.

Debemos seguir incrementando nuestra inversión en I+D+i para acercarnos a los niveles de nuestros pares. Necesitamos una nueva economía basada en la investigación y el conocimiento que fomente un nuevo modelo industrial que facilite tanto la transición digital como la transición verde, objetivos que compartimos con el resto de la UE.

El sector biotecnológico necesita recursos, pero también nuevas políticas e instrumentos que mejoren su eficacia, impulsen el partenariado público-privado y potencien la innovación.

No solo es necesario incrementar el esfuerzo público en I+D+i, sino que resulta crítico hacerlo de un modo que maximice su efecto y mejore la calidad de las inversiones con resultados muy positivos en el crecimiento económico del país y en la generación de empleo. Para ello es fundamental contar con un marco de planificación estratégica plurianual dotado de recursos financieros que garantice inversiones sostenidas en el tiempo.

Tal y como evidencia el *Informe sobre incentivos a la I+D+i* de Ayming[6], la inversión privada en I+D+i tiende a ser más alta en los países con mayores inversiones públicas en ciencia e innovación, lo que contribuye a generar sistemas de I+D+i más eficientes. Por eso la Comisión Europea[7] advierte que las inversiones públicas tienen que ir de la mano de políticas e instrumentos que mejoren su eficacia, entre los que destacan inversiones a largo plazo con evaluaciones de impacto sistemáticas que retroalimenten la capacidad de generar riqueza del sistema de ciencia e innovación.

Junto con instrumentos adecuados, necesitamos una regulación que acompañe el ecosistema innovador de nuestro país y facilite la absorción de fondos. El éxito de los fondos de recuperación pasa por afrontar reformas y diseñar instrumentos con la participación de sectores industriales altamente innovadores e intensivos en conocimiento, como el sector biotecnológico. Entre estas medidas se encuentran flexibilizar el marco de ayudas del Estado a empresas innovadoras y dar pasos decididos hacia un modelo basado en subvenciones que acompañen el riesgo de las inversiones biotecnológicas.

La Comisión Europea ha identificado la colaboración y la falta de inversión pública como nuestros principales desafíos para mejorar nuestro desempeño en innovación y lograr mayores tasas de productividad de la economía[8]. Es indispensable alinear los inventivos de todos los actores y crear iniciativas de colaboración entre el sector privado y el público para que trabajemos juntos en los retos que nos ocuparán los próximos años. España debe dejar atrás el tradicional modelo lineal de transferencia y caminar hacia la innovación abierta con herramientas que permitan aumentar las interacciones entre empresas, universidades, hospitales y centros públicos de investigación. Países como Bélgica y Suecia han introducido financiación extra a las instituciones y a los grupos de investigación que colaboren con empresas. Reino Unido cuenta con asociaciones tripartitas compuestas por empresas, investigadores *senior* e investigadores *junior* para aumentar las interacciones entre el conocimiento y las empresas.

Tal y como ha puesto de manifiesto el Grupo de Trabajo Multidisciplinar (GTM) que asesora al Ministerio de Ciencia e Innovación[9], también hay que poner el foco en tomar medidas que impulsen especialmente la innovación para seguir potenciando la capacidad de asegurar suministros y tecnologías necesarias para tener una economía y una sociedad resilientes ante nuevos desafíos. En este sentido, el GTM incide en la necesidad de «incluir una evaluación de la contribución del sistema productivo a la generación y difusión de nuevo conocimiento e innovaciones» y «superar el enfoque lineal que comienza con la investigación básica para, en sucesivos pasos, incluir la investigación aplicada, el desarrollo tecnológico y, finalmente, la innovación. Frente a ella, el enfoque más actual es de tipo sistémico, en el que la innovación es producto de un aprendizaje cruzado entre agentes diferentes y en el que las entidades productivas tienen un papel esencial».

Todas estas medidas permitirían que las empresas biotecnológicas puedan ser una palanca para impulsar la inversión en I+D+i y construir una economía pos-COVID-19 que impulse las capacidades industriales propias para hacer frente a futuras situaciones de emergencia o a crisis de gran impacto económico.

2. Atracción de capital al sector biotecnológico

Un dato que refleja muy bien el crecimiento y el potencial de la biotecnología española es la evolución de la inversión privada. Respecto a la financiación del sector, los últimos años han sido muy positivos al atraer de forma creciente el interés de fuentes de financiación. Según datos de AseBio, el volumen de capital privado captado crece desde 2016 y se estabiliza en 2022, año en el que se levantan 142 millones de euros de capital. Adicionalmente, en 2022 destacan las operaciones en bolsa de las compañías biotecnológicas que superan los 125 millones de euros.

El interés por la actividad del sector proviene también de inversores internacionales. El número de operaciones de ampliación de capital con participación de inversores internacionales se consolida en 2022, año en el que se superaron los 100 millones euros. En el último BioSpain, que se celebró en 2021, hubo cuarenta inversores internacionales. Para la siguiente edición se espera la asistencia de más de 50 inversores internacionales. Todo ello apunta a un sector que cada vez resulta más competitivo y atractivo también internacionalmente.

Numerosos estudios han documentado la fuerte relación entre capital riesgo e innovación, sobre todo en el entorno de EE. UU., y se ha llegado a la conclusión de que tiene un efecto sustancial en la innovación industrial de la economía estadounidense, donde algunas estimaciones atribuyen al capital riesgo entre el 8 y el 10 %[10].

Es necesario, por tanto, seguir facilitando el desarrollo del capital riesgo en nuestro país para que se siga transformando ciencia en productos que mejoran la salud de las personas. Las compañías participadas por capital riesgo requieren invertir gran cantidad de recursos sin generar facturación durante varios años. Desarrollar un fármaco desde cero significa generar datos, primero en modelos animales y posteriormente en seres humanos. En general un nuevo fármaco tarda unos diez años en desarrollarse y llegar al mercado. El capital riesgo cubre principalmente las etapas iniciales de este desarrollo, donde el riesgo de que la tecnología falle resulta alto y, por tanto, la inversión se puede perder[11].

En este contexto, el capital riesgo especializado supone un instrumento esencial para financiar el nacimiento, desarrollo y crecimiento de empresas de biotecnología innovadoras[12]. Este objetivo cobra mayor relevancia en el momento actual para que el sector biotecnológico siga contribuyendo a la recuperación tras la crisis sanitaria provocada por la COVID-19. Por ello, desde AseBio se creó en 2021 un grupo de trabajo compuesto por las principales gestoras de fondos de capital riesgo especializadas en ciencias de la vida cuyo objetivo es fomentar la transferencia de tecnología, el emprendimiento y el desarrollo de nuevos proyectos biotecnológicos, identificando cuellos de botella en el acceso a la financiación por parte de las empresas biotecnológicas y promoviendo instrumentos dirigidos a su corrección.

3. Una Estrategia Española de Biotecnología y Ciencias de la Vida

Durante las próximas décadas será esencial innovar en áreas que ofrezcan soluciones sostenibles a desafíos como posibles futuras pandemias, enfermedades emergentes, el envejecimiento o el cambio climático[13] y también apostar por áreas estratégicas para facilitar un crecimiento económico sostenible. Todo esto significa avanzar en temas tan relevantes como vacunas, biofármacos, soluciones de diagnóstico o soluciones innovadoras para hacer frente al cambio climático y la alimentación sostenible.

La biotecnología es una herramienta muy valiosa en la lucha contra el cambio climático. Ofrece, por ejemplo, soluciones para sustituir el uso de materiales de origen fósil por otros de base biológica. Permite el empleo más sostenible de las tierras de cultivo y mejorar la alimentación de las personas con alimentos funcionales. Hace años que la OMS alerta sobre la relación entre la contaminación del aire y el estado general de salud de la población[14].

El sector biotecnológico también está centrado en otras áreas muy relevantes para la transición ecológica, como la gestión de los recursos naturales. La biotecnología desarrolla energía renovable con biocombustibles sostenibles y además empresas del sector gestionan de manera más sostenible el agua y desarrollan soluciones para preservar los ecosistemas marinos.

La relación entre cambio climático y salud, la cura de enfermedades, la seguridad alimentaria, la reducción de los GEI o soluciones para acabar con el hambre pueden encontrar respuestas en la I+D+i directamente relacionada con la biotecnología.

Por todo ello, tal y como propone AseBio[15], es necesario desarrollar una Estrategia Española de Biotecnología y Ciencias de la Vida que sea transversal y dé respuesta a todo el ciclo de vida de las innovaciones del sector, desde los instrumentos de financiación hasta los mecanismos de acceso a las innovaciones de la sociedad, pasando por una interacción público-privada que nos permita maximizar el enorme potencial biotecnológico que tiene nuestro país. Reino Unido, Dinamarca, Alemania, Canadá, EE. UU. y Holanda disponen de programas de financiación específicos para el sector biotecnológico. Dinamarca y Reino Unido, como veremos en el siguiente capítulo, cuentan con estrategias e instrumentos que abordan de manera integral todo el ciclo de la innovación biotecnológica.

4. Impulso al emprendimiento

Es importante destacar que el sector biotecnológico es fundamentalmente un sector de emprendedores y *startups:* se crean en promedio 52 empresas de biotecnología cada año. Si en 2000 había 53, veintitrés años después hay cerca de ochocientas compañías y se multiplican por 15 el número de empresas en el sector. El 51 % de estas casi ochocientas empresas del sector biotecnológico son micropymes con menos de diez empleados y cerca del 32 %, empresas pequeñas con menos de cincuenta trabajadores.

En cualquier caso, con una mirada global a nuestro país, vemos que la cultura del emprendimiento en España es baja. Según el *Global Entrepreneurship Monitor* (GEM), que analiza las actitudes y el comportamiento hacia el emprendimiento, el porcentaje de adultos que tienen la intención de comenzar un negocio en España es de los más bajos de los países de la UE[16]. España necesita impulsar la creación de nuevas empresas innovadoras y para ello ha de mejorar el acceso tanto al capital semilla (para las primeras fases del emprendimiento) como al capital riesgo (para el crecimiento y la consolidación de las compañías).

Respecto al apoyo para la creación de empresas en nuestro país, es positiva la reciente aprobación de la Ley de *Startups,* que reconoce la singularidad de la empresa *startup* como modelo de innovación. Esta Ley implementa un mecanismo ágil de acreditación para las compañías que dará automáticamente acceso a ventajas y medidas en materias fiscal, laboral, económica y social. En el caso de la biotecnología, la Ley establece, entre otros factores, que serán consideradas *startups* las empresas innovadoras con una antigüedad de hasta siete años, recociendo así el largo período del proceso de innovación del sector biotecnológico. También se facilitan los trámites para la creación de este tipo de compañías con la eliminación de los aranceles notariales y registrales cuando se trate de empresas que se creen acogiéndose a los estatutos tipo y por vía electrónica. Asimismo, la norma prevé un régimen fiscal específico con medidas como la reducción del tipo impositivo en los impuestos de sociedades, el aplazamiento de la deuda tributaria sin garantías ni intereses de demora o la eliminación de la obligación de efectuar pagos fraccionados.

El emprendimiento también requiere una colaboración más estrecha entre todos los agentes del sistema de ciencia y tecnología. Tal y como recoge la OCDE en un informe que ha realizado con el apoyo de los ministerios de Ciencia e Innovación y de Universidades y en el que ha participado AseBio[17], para mejorar la transferencia de conocimiento y la colaboración entre ciencia y empresa en España, se precisa una mayor autonomía operativa para universidades y centros públicos de investigación acompañada por rendición de cuentas centrada en resultados, así como una inversión sostenida en capacidades que permita la conexión entre ciencia y empresa.

La aprobación de la Ley de la Ciencia en nuestro país facilitará el emprendimiento en tanto en cuanto suponga una aceleración de la transferencia de conocimiento. La incorporación de los sandbox, o bancos de pruebas regulatorios, es muy positiva, así como la inclusión de los investigadores en los beneficios de los resultados de la investigación. Es necesario seguir dando pasos en nuestro país hacia inversiones en I+D+i sostenidas y a largo plazo que se acompañen de reformas que sigan impulsando una industria basada en conocimiento.

5. Impulso a las patentes

España patenta menos de lo que se esperaría dada su producción de conocimiento científico[18]. En biotecnología, es la octava potencia mundial en producción de conocimiento científico, y las empresas biotecnológicas presentan, junto con el sector de Farmacia, las mayores ratios relativas a inversión en I+D+i[19]. Europa cuenta con instituciones de investigación de prestigio internacional, excelentes instituciones sanitarias y hospitales que proporcionan una base sólida para el desarrollo de innovaciones científicas y clínicas. Europa tiene 16 de las cincuenta mejores universidades del mundo en ciencias de la vida y publica aproximadamente el mismo número de artículos en las diez mejores revistas que EE. UU. y tres veces más que China[20].

Sin embargo, este nivel de producción de conocimiento no se corresponde con el nivel de patentes que tiene España, que, según el último *Informe de Patentes*, ocupa el puesto 21 en el *ranking* mundial (China el primero, EE. UU. el segundo, Japón el tercero, Corea el cuarto, Alemania el quinto y Francia el sexto). Este es un reto compartido con Europa ya que la fuerza de Europa como potencia mundial para la investigación y las publicaciones científicas todavía no se traduce en patentes de nuevos medicamentos: EE. UU. tiene un número de patentes tres veces superior a Europa y China nueve veces superior[21].

Sería interesante adoptar medidas que faciliten la obtención de patentes y que tienen que ver con su valoración objetiva. Hay que homologar agencias de tasación de innovación industrial siguiendo los modelos de Suiza, Reino Unido, Austria o Alemania.

6. Impulso al acceso a las innovaciones biotecnológicas del Sistema Nacional de Salud

El sector biotecnológico en nuestro país está también muy centrado en contribuir a la Estrategia Farmacéutica Europea, que tiene el foco en desarrollar acciones que aseguren la existencia suficiente de medicamentos y productos sanitarios necesarios y que faciliten el acceso a la innovación de los pacientes. Para lograr los objetivos de esta revisión legislativa se necesitan tres puntos:

1. Para lograr que la UE recupere el liderazgo mundial en I+D+i y una industria de vanguardia, debemos avanzar en mejorar el acceso a la innovación acelerada, la visión a largo plazo del sistema sanitario y una mejor coordinación entre los Estados miembros. El debate sobre la disponibilidad de medicamentos no ha de enmarcarse en el de la modificación de los mecanismos regulatorios relacionados con la autorización de medicamentos que son competencia de cada país.

2. Si bien la igualdad de acceso en toda la UE es un objetivo compartido, las medidas que vinculan los incentivos con la comercialización de medicamentos pueden producir consecuencias no deseadas. Mediante la simplificación de los procesos en todos los Estados miembros, se pueden mejorar el acceso y la disponibilidad de medicamentos. Ningún paciente debe quedarse atrás o priorizarse sobre otro.

3. Para facilitar la innovación, se ha de mantener el sistema de defensa de la propiedad industrial. El sector biotecnológico de la UE, compuesto en su mayoría por pymes, se basa en una propiedad industrial sólida y con incentivos específicos que permiten a las empresas aumentar el capital riesgo. Los incentivos futuros deben reflejar los desafíos económicos del desarrollo de la innovación sanitaria.

Los nuevos medicamentos biotecnológicos han de disponer de un procedimiento específico de toma de decisiones ágil y transparente que ponga en valor la innovación. Este proceso debe tener en cuenta consideraciones éticas, económicas y sociales que incluyan tanto las características del sector como las necesidades de sostenibilidad del sistema y el derecho de los pacientes a beneficiarse de las innovaciones en salud[22].

7. La bioeconomía

Los desafíos globales, como el cambio climático, la degradación de la tierra y el ecosistema y el crecimiento de la población mundial, nos obligan a buscar e impulsar un nuevo modelo económico más sostenible aplicando nuevas formas de producir y consumir que respeten los límites de nuestro planeta[23].

Poder hacer frente a estos retos globales, tan ligados al cumplimiento de los ODS, requiere la mejora de las políticas orientadas a la bioeconomía, que, como conjunto de actividades económicas que utilizan como elementos fundamentales los recursos de origen biológico para producir alimentos y energía de soporte para el conjunto del sistema económico, será una palanca para lograr la transición verde.

La bioeconomía facilita un modelo de crecimiento más sostenible y está presente en numerosos sectores productivos de alto valor e impacto económico y social en España en los que la biotecnología tiene un papel muy relevante tanto en sector primario (agricultura, ganadería, forestal, pesca y acuicultura) como en el secundario (industria agroalimentaria e industria del papel y la celulosa).

Los productos agrícolas españoles representan el 12 % del total de la UE y somos el segundo país por extensión agraria[24]. Nuestro sector está desarrollando soluciones biotecnológicas para una agricultura sostenible y respetuosa con el medioambiente al ayudar al agricultor a maximizar el rendimiento de sus cultivos con los mínimos recursos. A modo de ejemplo:

- En veinte años de cultivo de maíz en España se han ahorrado más de mil millones de m³ de agua[25].
- España es el primer productor mundial de aceite de oliva, y algunas de nuestras empresas están utilizando aceites (oliva y girasol) ya empleados en la cocina de nuestras casas o en la restauración para fabricar un combustible de origen reciclado que no compite con la producción de alimentos y los restos de la poda para compostar.

- España tiene la mayor superficie de viñedo de Europa[26]. La biotecnología está aportando numerosas soluciones innovadoras para mejorar el cultivo y la producción vitivinícola.

Como veíamos en el capítulo 5, España es el tercer país europeo por recursos de biomasa forestal[27] y el primero de Europa con mayor crecimiento anual de bosques. La biotecnología se necita para procesos más complejos, como procesos de transformación y tratamiento que permiten el uso directo como materiales de construcción o su trasformación en abono orgánico mediante su compostaje. Las herramientas biotecnológicas también se están empleando para la utilización de residuos agrícolas para la producción de biocombustibles[28] y para tratar la fracción orgánica de los residuos municipales como fuente de biomasa.

8. Internacionalización del sector biotecnológico

La ciencia y la innovación siempre han tenido una vocación internacional y han contribuido a reforzar las relaciones entre países y a mejorar la imagen de España en el exterior. Las empresas biotecnológicas españolas establecen colaboraciones con instituciones académicas internacionales, empresas industriales de referencia e inversores internacionales. Las compañías del sector operan de manera global; de hecho, durante el 2021 las empresas incrementaron un 20 % su presencia internacional[29]. Los socios de AseBio tienen 195 filiales fuera de nuestras fronteras: en primera posición están los países europeos (50 %), seguidos por Latinoamérica (21 %) y los países asiáticos (14 %) (que superan por primera vez a EE. UU. y Canadá [12 %]), y, en última posición, aunque van aumentando en los últimos años, se sitúan los países africanos (4 %).

El sector biotecnológico en España tiene un porcentaje alto de pymes y micropymes (un 58 %, según datos del *Informe AseBio 2021*). Para que estas empresas sobrevivan, crezcan

y se internacionalicen, necesitan no solo más inversión pública en
I+D+i, sino también una regulación que acompañe el ecosistema
innovador de nuestro país y facilite la absorción de esos fondos. El
éxito de los fondos de recuperación pasa por afrontar reformas y
diseñar instrumentos que hagan partícipes a sectores industriales
altamente innovadores e intensivos en conocimiento, como el sector biotecnológico. Se podría facilitar el acceso de las pymes a los
incentivos fiscales a la I+D+i a través de la utilización de informes
motivados o la ampliación del uso del crédito fiscal.

Hay que destacar que el *Libro blanco para la reforma fiscal*[30],
elaborado por un comité de expertos a petición del Ministerio de
Hacienda, recoge reformas de alcance general junto con medidas
específicas, como la modificación de la monetización de las deduc-
ciones fiscales de I+D+i dirigidas al segmento del tejido empresarial innovador, para abordar las mejoras en el marco de incentivos
fiscales a la I+D+i en nuestro país.

9. Una nueva política industrial que impulse las inversiones inteligentes, verdes y sostenibles

Para afrontar con éxito el futuro próximo, España necesita una
estrategia industrial que permita impulsar su tejido productivo
centrando la inversión y diseñando un marco adecuado de financiación para las áreas que resulten estratégicas de acuerdo con su
influencia y su capacidad transformadora. Los sectores con alto
valor añadido que contribuyan significativamente a la mejora de la
vida de las personas y a la salud del planeta y capaces de impulsar
el crecimiento sostenible tienen que ser los protagonistas de este
nuevo paradigma de crecimiento[31].

La industria de la biotecnología, entre otros sectores disrup-
tivos, puede ayudar a abordar estos retos de manera significativa
contribuyendo a la consolidación de una economía eficiente y basada en el conocimiento; por ello debería ser protagonista en esta
nueva estrategia industrial que ponga el reto medioambiental y el

bienestar de las personas en el centro de su visión a largo plazo. Además, los medios biológicos podrían utilizarse para producir una gran parte de los materiales físicos de la economía mundial, potencialmente con mejor rendimiento y sostenibilidad.

La Comisión Europea, en la evaluación que hizo del sistema de I+D+i en nuestro país, planteó a España la posibilidad de identificar Áreas Españolas de Innovación Estratégica[32] con el objetivo de obtener liderazgo empresarial en entornos globales altamente competitivos. En el ámbito internacional contamos ya con numerosos ejemplos de países que han colocado sectores como el biotecnológico en el centro de su estrategia industrial y de innovación, como Reino Unido con la Estrategia de Modernización Industrial como parte de un gran plan a largo plazo para transformar la economía del país. Por su parte, Alemania, Canadá, EE. UU., Holanda y de nuevo Reino Unido cuentan con programas de financiación específica en forma de subvención para sectores concretos como el biotecnológico.

9
Buenas prácticas internacionales

«Un país sin investigación es un país sin desarrollo»

Margarita Salas, bioquímica española

En este capítulo hemos recopilado algunos ejemplos de buenas prácticas implementadas en otros países que están ayudando a impulsar el sector biotecnológico y de ciencias de la vida. Sin duda habrá más ejemplos de buenas prácticas en los países elegidos y en otros que no están recogidos, pero sirvan los que aquí se describen como fuente de inspiración para dinamizar el sector y como reflexión de qué deberíamos incorporar a nuestras políticas públicas y al sector empresarial.

1. Estados Unidos

Mantiene por tercer año consecutivo el liderazgo mundial en el Global Startup Ecosystem Index 2022, alejado de forma significativa del segundo país (Reino Unido) en la clasificación. Un indicador del dominio de EE. UU. en la escena global de *startups* es el hecho de que noventa ciudades estadounidenses se sitúan en el *top* 300 global. El país sobresale en calidad, ya que triplica el número de unicornios y multiplica las salidas *(exits)* frente a China. Se espera que EE. UU. mantenga su posición dominante en el ecosistema de *startups* en los próximos años[1].

EE. UU. lidera también la clasificación mundial de patentes, triplicando las originadas en Europa[2], y de inversión en I+D+i en ensayos clínicos en el sector biotecnológico de salud. En 2002 EE. UU. invirtió 2 billones de dólares más que Europa en I+D+i. Dos décadas después esa cifra es de 25 billones de dólares, un incremento del 1000 %[3].

Las terapias avanzadas para la prevención, el tratamiento y la curación de ciertos tipos de cáncer y enfermedades raras son los tratamientos del futuro. Actualmente el número de ensayos clínicos en esta área en EE. UU. duplica el de Europa. Con 804 bioterapias de nueva generación (incluidas terapias celulares y génicas y terapias basadas en tecnología ARNm) sobre un *pipeline* global de más ocho mil nuevos medicamentos, EE. UU. cuenta con el 50 % de las instalaciones para la fabricación de terapias avanzadas del mundo[4].

Financieramente, las biotecnológicas estadounidenses reciben cerca de cinco veces más financiación que las europeas, lo que se refleja en el desarrollo y la aprobación de innovaciones autorizadas. Así, el 78 % de los nuevos medicamentos biotecnológicos aprobados por la FDA entre 2017 y 2018 tuvieron su origen en compañías biotecnológicas de EE. UU. frente al 13 % de origen europeo[5].

Otra área crítica para impulsar el desarrollo del sector biotecnológico tiene que ver con cuán avanzado está el país en cuanto a transformación digital y desarrollo de las nuevas tecnologías. Aquí EE. UU. ofrece un ecosistema digital de infraestructuras e interconectividad avanzado y muy alejado también de Europa[6].

2. Reino Unido

Es el segundo ecosistema más innovador de *startups* del mundo, y mantiene su posición en la clasificación desde 2017. Ocupa también el segundo puesto mundial en el número total de ciudades clasificadas (34 más que China). Destaca en su puntuación en el ámbito empresarial, donde se sitúa por encima de EE. UU., Israel y Canadá, sus principales competidores.

Reino Unido lanzó en 2019 una Estrategia de Modernización Industrial como parte de un gran plan a largo plazo para transformar la economía del país. Esta Estrategia cuenta con cuatro sectores clave, entre los que se encuentran la biotecnología y las ciencias de la vida (*life science deal,* que incluye una inversión sustancial en el sector y compromisos importantes en I+D+i por parte del Gobierno británico)[7].

Además del *Life Science Deal*[8] de la Estrategia, el apoyo gubernamental a la biotecnología se articula mediante el Biotechnology and Biological Sciences Research Council (BBSRC), que forma parte del UK Research and Innovation, un organismo que trabaja en colaboración con universidades, organizaciones de investigación, empresas, organizaciones benéficas y el Gobierno británico con el objetivo de crear el mejor entorno posible para que prosperen la investigación y la innovación. Tiene como objetivo maximizar la colaboración y contribución, trabajando de forma individual y colectiva. Dispone de fondos para convocatorias de ayudas de todo tipo. Se trata de un organismo similar al Centro para el Desarrollo Tecnológico Industrial (CDTI) español, pero especializado en biotecnología y en ciencias de la vida.

Reino Unido cuenta también con el *Knowledge Transfer Programme* (KTP), formado por asociaciones tripartitas compuestas por una empresa (el socio de la empresa), una o más personas recién graduadas (asociadas) y un *senior* académico como supervisor. El objetivo de los KTP es aumentar las interacciones entre la base de conocimiento (universidad o centro de investigación) y empresas[9].

Este país ha logrado sobresalir tanto por su espíritu empresarial como por la excelencia de su ciencia atrayendo talento global. Con una mano de obra cualificada, universidades de prestigio, entorno empresarial favorable e innovación de vanguardia, tiene todos los mimbres para continuar siendo un ecosistema de innovación próspero, aunque el brexit podría suponer un desafío en los próximos años para lograrlo[10].

3. Israel

Clasificado en tercer lugar en el mundo por el Global Startup Ecosystem Index 2022, la «nación emergente» *(startup nation)* de Israel ha mantenido su tercera posición en la clasificación por tercer año consecutivo. Si se tiene en cuenta la población total del país, Israel se sitúa en primer lugar del mundo en la generación de *startups* especiales (unicornios y salidas) per cápita, superando incluso a EE. UU.[11]

¿Qué tiene Israel para ser un país emprendedor y primera potencia mundial tecnológica? Hay varias lecciones que se pueden aprender de la historia de éxito del ecosistema israelí. Israel ha convertido en estrategia de país la apuesta por la I+D+i al destinar el 4.6 % del PIB a I+D+i[12].

Israel ha demostrado que se puede convertir una situación geopolítica compleja en una oportunidad para la innovación. Lo que para muchos países resulta la excepción, en Israel es la norma: emprender se ha convertido en una opción profesional como otra cualquiera. En Israel, con una cultura de innovación, emprendimiento y tolerancia al «fracaso constructivo» o «fracaso inteligente», el sector empresarial entiende que en un mundo global en constante cambio la innovación es la piedra angular de la competitividad a largo plazo donde se fomentan la innovación inversa (las grandes informan a las *startups* de sus necesidades), la excelencia técnica y la perseverancia, el pensamiento global y la apuesta por el talento joven, al que dan responsabilidades comunitarias elevadas. Contribuyen a esto la cultura de la asertividad, el pensamiento crítico e independiente y el hecho de que, a diferencia de otros países, en Israel los emprendedores se convierten en embajadores del país, algo que en el resto de los países corresponde a las cámaras de comercio o al ministro de Exteriores. Por último y fundamental, este país cuenta con un ecosistema que favorece el emprendimiento y la innovación, como la confluencia de excelentes universidades, grandes compañías, *startups* y el ecosistema que las conecta, incluyendo los proveedores, el talento tecnológico y el capital riesgo[13].

4. Suecia

Históricamente, los empresarios suecos han impulsado *startups* globales de muy alta calidad, lo que ha elevado a Suecia como país líder en innovación tecnológica en Europa. Después de avanzar un lugar en el Global Startup Ecosystem Index 2022, Suecia ha pasado a convertirse en el país mejor clasificado de la UE, desplazando a Alemania y situándose como la quinta economía de *startups* en el mundo. Este logro puede explicarse por la mejora del índice de calidad de sus *startups* de mayor influencia. A esto se añade el *business score* de Suecia, que ahora ocupa el primer lugar en el mundo tras desplazar a EE. UU.[14]

El ecosistema de *startups* de Suecia se beneficia de las ventajas únicas del país, como su elevada calidad de vida, igualdad de género, entorno de negocios y competitividad global[15].

En 2003 el Gobierno sueco creó un programa nacional de incubadoras, VINNOVA, la agencia sueca de innovación, que pretende impulsar la capacidad de innovación del país contribuyendo al desarrollo sostenible. El programa ha funcionado tanto para crear empresas como para impulsar la transferencia del conocimiento[16].

El exitoso ecosistema de *startups* sueco está atrayendo nuevas fuentes de financiación, como inversores y *venture capital,* anticipando futuros unicornios. Para que el ecosistema de *startups* sueco continúe su competitividad en el ámbito mundial, el país tiene que apostar por la atracción y retención del talento internacional. Un ejemplo de cómo lo está haciendo es el *Sweden Self-Employment Residency* (residencia sueca de emprendimiento), que consiste en un programa de capacitación de potenciales futuros emprendedores en Suecia, para lo que se les ofrecen libre acceso a la educación superior y otros beneficios[17].

5. Alemania

Ha registrado una ligera disminución de 1 punto en el Global Startup Ecosystem Index 2022, pasando a ocupar el sexto lugar en el mundo y el segundo en la UE, por detrás de Suecia.

Durante la pandemia de la COVID-19, Alemania demostró su potente infraestructura científica con ejemplos como BioNTech, empresa biofarmacéutica pionera en la investigación y el desarrollo de terapias individualizadas para el cáncer y otras enfermedades que desarrolló en tiempo récord la vacuna basada en ARNm, ahora comercializada por Pfizer en el mundo.

En lo que se refiere a financiación, el sector público alemán ofrece un sistema de apoyo diversificado para las *startups*. Por ejemplo, las subvenciones EXIST para iniciar un negocio y facilitar los costes de desarrollo, High-Tech Gründerfonds (HTGF) para la inversión inicial y Gründung innovativ para ayudar a las *startups* durante los primeros años de operaciones.

Los empresarios con sede en Alemania también tienen la ventaja de crear soluciones para su economía local, que es mucho más grande que en cualquier otro país de Europa, al tiempo que aprovechan la posición de liderazgo de Alemania en la UE para conectarse con otros mercados. Sin embargo, aún queda trabajo por hacer para eliminar la burocracia y simplificar las leyes fiscales que afectan negativamente al crecimiento potencial de los ecosistemas de *startups* alemanas[18].

6. Francia

Otro salto impresionante en el Global Startup Ecosystem Index 2022 es el registrado por Francia, que ha aumentado en 3 puntos, entrando así en el *top* 10 y mostrando su potencial para convertirse en un ecosistema global dominante. El sector público de Francia es muy activo en todos los frentes en el desarrollo de ecosistemas de *startups* locales, con el actual presidente Macron directamente involucrado en la promoción y el desarrollo del ecosistema de las *startups*. El objetivo de crear una nación emergente ha abierto la puerta a gran número de organizaciones internacionales potentes, como La French Tech, una plataforma que reúne a las redes de actores del ecosistema de *startups*, y la recién lanzada *French Tech Visa,* una iniciativa para atraer inversores, fundadores de *startups* y talento extranjero. Francia es también el hogar de Station-F, el mayor campus de *startups* del mundo[19].

Las iniciativas del Gobierno francés (por ejemplo, desgravaciones fiscales a los inversores *business angels* que reinvierten ganancias de capital en empresas innovadoras o la racionalización de los procedimientos de creación de empresas destinadas a impulsar las inversiones en nuevos proyectos de alto riesgo y la modernización de las pymes) están dando sus frutos. La inversión directa en *startups* realizada por el sector público es relativamente alta en comparación con otros ecosistemas, por ejemplo, el banco estatal de Bpifrance es uno de los principales actores en la financiación de *startups* en el ámbito nacional[20].

Otro ejemplo de desarrollo del ecosistema de I+D+i en Francia es el Instituto Carnot, una estructura de investigación pública certificada por el Ministerio de Investigación en el marco de convocatorias de candidaturas muy exigentes que se introdujo como parte del Pacto por la investigación. La red de institutos Carnot está federada por la Association des instituts Carnot (Ai Carnot), que administra y promueve las actuaciones de toda la estructura. Todos los institutos Carnot se comprometen firmemente a desarrollar su actividad de I+D+i en pro de la innovación empresarial (pymes, empresas de capitalización media y grandes empresas), y la observancia por parte de los institutos Carnot de los requisitos impuestos por esta certificación es objeto de evaluaciones periódicas. Como contrapartida, los institutos Carnot reciben ayuda financiera, que se calcula en función del volumen de actividad colaborativa y se destina a respaldar las actuaciones necesarias para cumplir los compromisos asumidos[21].

Es importante la visión estratégica de un país en el desarrollo de su ecosistema, pero también lo es la regulación para impulsarlo. Las leyes laborales relativamente estrictas que existen en Francia, un bajo nivel de dominio del inglés y las dificultades de cara a la reforma económica afectan a la capacidad del ecosistema local de *startups* para crecer más rápido y alcanzar su pleno potencial[22].

7. Países Bajos

Ha conseguido mantener su posición décimo primera en la clasificación del Global Startup Ecosystem Index 2022, siendo el origen de numerosas *startups* que se han convertido en actores globales. El país ofrece un nivel excepcional de innovación urbana y calidad de vida tanto a los empresarios locales como al talento que viene de fuera. Los Países Bajos ofrecen una *startup visa* para ciudadanos de fuera de la UE y han establecido un ambicioso Plan de Acción para el Emprendimiento que consta de diferentes medidas para financiar y apoyar a los emprendedores.

Además, los Países Bajos han registrado un número récord de inversiones de capital riesgo en los últimos años. Se ha introducido un sistema de evaluación *ex ante* y *ex post* para mejorar los programas de financiación en el que están implicados los Ministerios de Hacienda, Ciencia e Innovación y Economía. Considerando la cantidad de financiación y apoyo de agencias como Techleap.nl, no es sorprendente que el país tenga el ambicioso objetivo de convertirse en una «nación unicornio»[23].

8. Estonia

Se mantiene estable en el puesto décimo tercero en el mundo en el Global Startup Ecosystem Index 2022, séptimo en Europa y quinto en la UE. Incluso con su pequeña población, el impresionante ecosistema de Estonia supera el de la mayoría de sus vecinos nórdicos (Finlandia, Dinamarca, Noruega e Islandia). Estonia ha mantenido una estrategia a largo plazo de inversiones sostenidas en el tiempo en I+D+i que ha multiplicado por 10 su esfuerzo público desde 2000. Según el *Libro blanco de startups Estonia 2021-2027*, la nación continúa apoyando su creciente ecosistema de *startups* promoviendo activamente la mentalidad emprendedora y ha establecido unos objetivos centrados en hacer crecer el ecosistema de *startups* y tecnología hasta alcanzar el 15 % del PIB para 2025[24].

9. Finlandia

Mantiene su posición décimo cuarta respecto al año anterior en el Global Startup Ecosystem Index 2022. Entre los países nórdicos, Finlandia es el segundo país, detrás Suecia, y ocupa el sexto lugar en la UE[25].

En 2022 se nombró como el país más feliz del mundo por quinto año consecutivo por el *Informe Mundial de la Felicidad* de la ONU. La sociedad finlandesa es generalmente estable y transparente, con un bajo nivel de burocracia[26].

Finlandia posee un próspero ecosistema de *startups* apoyado por factores clave como la ubicación del país, el acceso a rutas marítimas con puertos modernizados, tecnología puntera, talento y excelentes oportunidades de I+D+i. El sector público en Finlandia ofrece muchos incentivos y generalmente apoya a las *startups*. El Gobierno ofrece financiación y servicios a empresas innovadoras que se encuentran en la etapa inicial y apoya a las universidades en la traslación de sus ideas. Por ejemplo, el *Start Up Permit* finlandés permite a los emprendedores internacionales de fuera de la UE crear una empresa en Finlandia. El país, a través de su agencia de financiación TEKES, evalúa el efecto de sus programas de financiación y ha demostrado que por cada euro invertido por TEKES en una compañía, esta incrementa 2 euros su inversión en I+D+i[27].

Además, el entorno empresarial finlandés es atractivo para la inversión extranjera. Finlandia tiene un vibrante ecosistema de aceleradores, inversores ángeles y sociedades instrumentales respaldados por un fuerte apoyo gubernamental.

Este país ofrece oportunidades de crecimiento a las empresas, especialmente en los ámbitos de la bioeconomía, las tecnologías limpias e inteligentes, la salud y el bienestar, las TIC y la digitalización[28].

10. Dinamarca

Al igual que Reino Unido, cuenta con estrategias e instrumentos que abordan de manera integral todo el ciclo de la innovación biotecnológica: inversión en I+D+i, talento, revisión del modelo de educación superior, mejora de la investigación clínica, potenciación de la Agencia Danesa de Medicamentos, mejora del diálogo con la industria, mejora del marco regulatorio, creación de nuevas *startups* y mejora de la internacionalización, entre muchos otros aspectos. En 2006 lanzó la Estrategia de País Progreso, Innovación y Cohesión, en la que la ciencia y la innovación figuran como pilares centrales. La Estrategia de Biotecnología y Ciencias de la Vida[29] es producto de la colaboración entre universidades, centros de investigación, distintos ministerios y agencias de la administración pública y la industria. Además, esta Estrategia ha creado una nueva unidad de Ciencias de la Vida en el Ministerio de Empresa para fortalecer los esfuerzos de política empresarial en relación con la industria de las ciencias de la vida.

Según el último informe del Global Startup Ecosystem Index 2022, Dinamarca ocupa el puesto 18 en el mundo, y ha experimentado el mayor crecimiento, acercándose a la realización de todo su potencial.

Dinamarca es uno de los mejores países para hacer negocios gracias a un entorno empresarial seguro (burocracia mínima, excelente educación y leyes fiscales transparentes), innovación y tecnología de clase mundial, un enfoque en la reducción de emisiones, alta calidad de vida, buen sistema social, economía fuerte y un panorama político estable[30].

Según la Comisión Europea, Dinamarca es un país líder en innovación en Europa gracias a extensos programas de investigación y desarrollo centrados en la innovación, el espíritu empresarial y por ser además el país más digital de Europa y el hogar de muchas industrias intensivas en conocimiento, como las TIC, las ciencias de la vida y las tecnologías limpias.

Además, las empresas emergentes en Dinamarca tienen acceso a una variedad de oportunidades de financiación tanto pública como privada. Las iniciativas financiadas con fondos públicos incluyen *Innovation Fund Denmark,* que invierte en nuevas iniciativas para generar crecimiento y empleo, y *The Danish Growth Fund,* destinado a promover la creación y el crecimiento de nuevas empresas a través de inversiones, préstamos y garantías. El gobierno danés también ha iniciado *Startup Dinamarca* (un esquema de visa para empresas emergentes) como el único punto de entrada para que los emprendedores de fuera de Europa y del área económica europea se reubiquen y desarrollen empresas emergentes de alto efecto en Dinamarca. El sector público danés apoya a sus emprendedores, hasta el punto de presentarlos a inversores y socios potenciales[31].

Con dicha estrategia, Dinamarca ha impulsado el crecimiento de alrededor de doscientas nuevas empresas de ciencias de la vida en el clúster de Dinamarca Oriental entre 2017 y 2022, también respaldado por el Centro de innovación de Dinamarca, dirigido por el Gobierno ubicado en Boston[32].

11. Bélgica

Continúa su camino de crecimiento moderado situándose en el puesto 22 en el mundo y 13 en Europa en la clasificación del Global Startup Ecosystem Index 2022. En la UE se está acercando al *top* 10, pues ocupa el puesto 11.

Si bien el país aún no tiene una *Start Up visa,* sí estableció un atractivo Programa de Emprendedores que permite a los extranjeros invertir o establecer un negocio en Bélgica.

Al igual que Suecia, Bélgica ha introducido financiación extra a las instituciones y grupos de investigación que colaboran con las empresas. De hecho, el país ha realizado una apuesta muy fuerte de modernización de universidades y centros públicos de investigación con grandes infraestructuras donde los sectores privado y público trabajan conjuntamente.

En los próximos años, Bélgica está preparando la transformación digital de sus sectores público y privado. Junto con Microsoft, el Gobierno belga anunció la Digital AmBEtion, un plan de inversión que pretende tener un impacto positivo en la economía y el panorama de las *startups* del país[33].

Referencias

Introducción

1. OECD/European Union (2022). *Health at a Glance: Europe 2022: State of Health in the EU Cycle*, OECD Publishing, Paris, https://doi.org/10.1787/507433b0-en.
2. a. Boyce, T. y Brown, C. (2019). *Economic and Social impacts and benefits of health systems*. OMS. https://www.who.int/europe/publications/i/item/9789289053952.
3. *Vid*. nota 1.
4. OMS (2020). *European Office for Investment for Health and Development Biennial report 2018-2019)*. https://www.who.int/europe/publications/m/item/who-european-office-for-investment-for-health-and-development-biennial-report-2018-2019-(2020).
5. IQVIA (2019). *The global use of medicine in 2019 and outlook to 2023*. [Uso global de los medicamentos en 2019 y perspectivas hasta 2023]. Institute for Human Data Science.
6. Comunicación de la comisión al Parlamento Europeo, al Consejo, al Comité Económico y Social Europeo y al Comité de las Regiones (2020). *Estrategia farmacéutica para Europa*. https://eur-lex.europa.eu/legal-content/ES/TXT/PDF/?uri=CELEX:52020DC0761&from=EN.
7. a. Comisión Europea (2022). *Hacia una nueva era para abordar la enfermedad de Alzheimer*. https://ec.europa.eu/research-and-innovation/es/projects/success-stories/all/hacia-una-nueva-era-para-abordar-la-enfermedad-de-alzheimer.

b. *Nueva a lianza para investigar los biomarcadores de la ELA en sangre*. Asociación Española de Esclerosis Lateral Amiotrófica. *https:// adelaweb.org/nueva-alianza-para-investigar-los-biomarcadores-de-la-ela-en-sangre/*.

c. Asebio (2022). *Los logros de la biotecnología contra la complejidad de las enfermedades raras*. Asociación Española de Bioempresas. https://asebio.com/actualidad/noticias/reportaje-los-logros-de-la-biotecnologia-contra-la-complejidad-de-las.

8. Reiss, T. y Hinze, S. y Domínguez, I. (2004), Performance of European Member States in Biotechology. *Science and Public Policy, 31*. 344-358. https://www.researchgate.net/publication/250198754_Performance_of_European_Member_States_in_biotechnology.

9. *Vid*. nota 7a.

10. Efpia (2022). *The pharmaceutical industry in figures*. European Federation of Pharmaceutical Industries and Associations. https:// www.efpia.eu/media/637143/the-pharmaceutical-industry-in-figures-2022.pdf.

11. Vezzani, A. (2022). *Top EU R&D investors in the global economy Benchmarking technological capabilities in the health industry*. Comisión Europea. https://iri.jrc.ec.europa.eu/sites/default/files/2022-10/Vezzani_Pubsy130769.pdf.

12. AseBio (2022). *Hacia un crecimiento sostenible y resiliente. Informe AseBio 2021*. Asociación Española de Bioempresas. https://www.asebio.com/sites/default/files/2022-07/Informe%20AseBio%202021_0.pdf.

13. *Vid*. nota 12.

14. *Vid*. nota 12.

15. a. Chui, M.; Evers, M.; Manyika, J; Zheng, A. y Nisbet, T. (2020). *The Bio Revolution: Innovations Transforming Economies, Societies and our lives*. McKinsey Global Institute, 2020: https://www.mckinsey.com/~/media/mckinsey/industries/pharmaceuticals%20and%20medical%20products/our%20insights/the%20bio%20revolution%20innovations%20transforming%20economies%20societies%20and%20our%20lives/may_2020_mgi_bio_revolution_report.pdf.

b. Ganguly, N. K.; Croft, S.; Singh, L. *el. Al*. (2014). Biomedicine and Biotechnology: Public Health Impact. *BioMed Research International 2014*:524785. doi: 10.1155/2014/524785.

c. Dzaru, V. J. y Balatbat, C. A. (2018). Health and societal implications of medical and technological advances. *Sci. Transl. Med. 10*, doi: 10.1126/scitranslmed.aau4778. PMID: 30333239.

Capítulo 1

1. Merkel, A. (1998). The Role of Science in Sustainable Development. *Science, 281*(5375), 336-337. doi:1 0.1126/science.281.5375.336.
2. Van Beuzekom, B. y Arundel, A. (2009). *OECD Biotechnology Statistics 2009*. OCDE. https://www.oecd.org/sti/inno/42833898.pdf.
3. ONU (2015). *Transforming our world: The 2030 Agenda for Sustainable Development.* https://sdgs.un.org/sites/default/files/publications/21252030%20Agenda%20for%20Sustainable%20Development%20web.pdf.
4. AseBio. (2023). *AseBio en el nuevo crecimiento sostenible y resiliente. Informe AseBio 2022*. Asociación Española de Bioempresas. https://www.asebio.com/sites/default/files/2023-02/As%C3%AD%20hemos%20trabajado%20en%202022%20-%20hacia%20un%20crecimiento%20sostenible%20y%20resiliente_compressed.pdf.
5. ICBA (2019). *Biotechnology: driving solutions for sustainable development.* https://www.bio.org/sites/default/files/2019-11/ICBA%202019_SDG%20Brochure_Final.pdf.
6. INE, 2020.
7. *Vid.* nota 7a de la Introducción.
8. *Vid.* nota 4.
9. INE (2022). *Estadística sobre Uso de Biotecnología.* https://www.ine.es/prensa/eub_2020.pdf.
10. Martín Lara, M. A. y Calero de Hoces, M. (2020). *Energía de la biomasa y biocombustibles*. Editorial Universidad de Granada. https://editorial.ugr.es/media/ugr/files/sample-138671.pdf.
11. Gregorio, M. de. (2020). *Biomasa en España. Generación de valor añadido y análisis prospectivo*. Fedea. https://documentos.fedea.net/pubs/eee/eee2020-01.pdf.
12. *Vid.* nota 4.
13. ISAAA (2018). Global Status of Commercialized Biotech/GM Crops in 2018: Biotech Crops Continue to Help Meet the Challenges of Increased Population and Climate Change. *ISAAA Brief, 54*. https://www.isaaa.org/resources/publications/briefs/54/executivesummary/default.asp.
14. *Vid.* nota 4.

Capítulo 2

1. Biesecker, L. (2022). *Precision Medicine*. National Health Genome Research Institute https://www.genome.gov/genetics-glossary/Precision-Medicine.
2. Sociedad Española de Oncología Médica (2023). *Las cifras del cancer en España 2023*. SEOM. https://seom.org/images/Las_cifras_del_Cancer_en_Espana_2023.pdf
3. Sociedad Española de Oncología Médica (2020). *Los avances en cáncer colorrectal*. SEOM. https://seom.org/los-avances-en-cancer-de-colorrectal.
4. Dudley, J. T. *et al.* (2015). Personalized medicine: from genotypes, molecular phenotypes and the quantified self, towards improved medicine. *Pacific Symposium on Biocomputing. Pacific Symposium on Biocomputing*, 342-346. http://europepmc.org/article/MED/25592594.
5. Marshall, J.; *et al.* (2022). *The essential of Multinomics. The Oncologist, 27*, 272-284. https://doi.org/10.1093/oncolo/oyab048.
6. Kato, S.; *et al.* Real-world data from a molecular tumor board demonstrates improved outcomes with a precision N-of-One strategy. *Nat Commun 11*, 4965 (2020). https://doi.org/10.1038/s41467-020-18613-3.
7. Hoefflin, R.; Geißler, A. L.; Fritsch, R. *et al.* (2018). Personalized clinical decision making through implementation of a molecular tumor board: a German single-center experience. *JCO Precis. Oncol. 2*, 1-16. https://doi.org/10.1038/s41467-020-18613-3.
8. Alliance Aviesan (2015). *France Genomic Medicine Plan 2015*. https://solidarites-sante.gouv.fr/IMG/pdf/genomic_medicine_france_2025.pdf.
9. Wahlfors, T.; Birgir, S.; Kristiansson, K. *et al.* (2022). Reaching for Precision Healthcare in Finland via Use of Genomic Data. *Front. Genet, 13*. https://doi.org/10.3389/fgene.2022.877891
10. Ministry of Social Affairs and Health. (2015). *Improving Health through the usde of genomic data.*.https://julkaisut.valtioneuvosto.fi/bitstream/handle/10024/74712/URN_ISBN_978-952-00-3598-3.pdf?sequence=1&isAllowed=y.
11. HM Government (2020). *Genome UK. The future of Healthcare*. https://assets.publishing.service.gov.uk/government/uploads/system/uploads/attachment_data/file/920378/Genome_UK_-_the_future_of_healthcare.pdf.

12. Instituto de Salud Carlos III (2021). *Infraestructura de Medicina de Precisión asociada a la Ciencia y la tecnología. Plan estratégico.* https://www.isciii.es/QueHacemos/Financiacion/Documents/IM-PaCT%20Web/PLAN_ESTRATEGICO_IMPaCT.pdf.

Capítulo 3

1. Brenner, S. (2002). Life sentences: Detective Rummage investigates. *Genome Biol, 3,* comment1013.1. https://doi.org/10.1186/gb-2002-3-9-comment1013
2. Andreescu, L. *et. Al.* (2019). *100 Radical Innovation Breakthroughts for the Future.* European Commission. https://ec.europa.eu/jrc/communities/sites/jrccties/files/ec_rtd_radical-innovation-breakthrough_052019.pdf.
3. Adli, M. (2018). The CRISPR tool kit for genome editing and beyond. *Nat Commun.* 15;9(1):1911. doi: 10.1038/s41467-018-04252-2. PMID: 29765029; PMCID: PMC5953931.
4. *Vid.* nota 2.
5. The Nobel Prize (2020). *The Nobel Prize in Chemistry 2020.* https://www.nobelprize.org/prizes/chemistry/2020/summary/
6. Memi, F.; Ntokou, A y Papangeli, I. (2020). CRISPR/Cas9gene-editing: Research technologies, clinical applications and ethical consideration. *Semin Perinatol, 42*(8):487-500. doi: 10.1053/j.semperi.2018.09.003.
7. Lee, C. (2019) CRISPR/Cas9-Based Antiviral Strategy: Current Status and the Potential Challenge. *Molecules, 24*(7), 1349. https://pubmed.ncbi.nlm.nih.gov/30959782/.
8. *Vid.* nota 6 de la Introducción.
9. OMS (2022). *Antibacterial products in clinical development for priority pathogens.* https://www.who.int/observatories/global-observatory-on-health-research-and-development/monitoring/antibacterial-products-in-clinical-development-for-priority-pathogens.
10. Janik, E. *et al.* (2020). Various Aspects of a Gene Editing System—CRISPR–Cas9. *Int. J. Mol. Sci, 21,* 9604.
11. OMS (2022). Cáncer. https://www.who.int/es/news-room/fact-sheets/detail/cancer.
12. CRIS. (2020). *La situación del cáncer en España.* https://criscancer.org/es/cancerespana2020/.
13. *Vid.* nota 10.

14. *Vid.* nota 10.
15. *Vid.* nota 3.
16. *Vid.* nota 3.
17. *Vid.* nota 2.
18. Teixeira, A. *et al. From Lab to Marketplace, Succeeding with Gene Therapies.* Boston Consulting Group. https://web-assets.bcg.com/img-src/BCG-From-Lab-to-Marketplace-Succeeding-with-Gene-Therapies-Nov-2019_tcm9-234240.pdf.
19. *Vid.* nota 2.
20. *Vid.* nota 2.
21. Efpia. (2022). *Europe's share of global medicines R&D shrinks by a quarter in 20 years-as sector's declining trends continue.* Efpia. https://www.efpia.eu/news-events/the-efpia-view/efpia-news/europe-s-share-of-global-medicines-rd-shrinks-by-a-quarter-in-20-years-as-sector-s-declining-trends-continue/.
22. AEMPS (2020). *Terapias avanzadas.* https://www.aemps.gob.es/medicamentos-de-uso-humano/terapias-avanzadas/.
23. Capra, E. *et al.* (2019). *Gene therapy coming of age: Opportunities and challenges to getting ahead.* McKinsey & Company. https://www.mckinsey.com/industries/life-sciences/our-insights/gene-therapy-coming-of-age-opportunities-and-challenges-to-getting-ahead.
24. *Vid.* nota 18.
25. Página web de ViveBiotech. https://www.vivebiotech.com/es/.
26. Página web de Sylentis. https://sylentis.com/es/.
27. *Vid.* nota 6 de la Introducción.
28. Segars, A. H. (2018). *Seven Technologies Remaking the World.* https://www.researchgate.net/publication/323688521_Seven_Technologies_That_Are_Remaking_the_World.
29. *Vid.* nota 6 de la Introducción.
30. *Vid.* nota 2.
31. *Vid.* nota 2.
32. *Vid.* nota 28.
33. *Vid.* nota 2.
34. Gjaltema, R. y Rots, M. (2020). Advances of epigenetic editing. *Current Opinion in Chemical Biology, 57*:75-81. https://doi.org/10.1016/j.cbpa.2020.04.020.
35. Libardi, C. *et al.* (2020). Epidrugs: targeting epigenetic marks in cancer treatment, *Epigenetics,* 14(12). 1164-1176. https://doi.org/10.1080/15592294.2019.1640546.

36. *Vid*. nota 2.
37. Watson, O. *et al*. (2022). Global Impacto f the first year of Covid-19 vaccination: a mathematical modelling study. *Lancet Infect Dis, 22*. 1293-1302.
38. Barbier, A. J. *et al*. (2022). The clinical progress of mRNA vaccines and immunotherapies. *Nat Biotechnol 40*, 840-854. https://doi.org/10.1038/s41587-022-01294-2.
39. Nandita, R. G, y Pollard, K. S. (2019). Population Genetics in the Human Microbiome. *Trends in Genetics, 36*(1). https://doi.org/10.1016/j.tig.2019.10.010.
40. Cullin, N. *et al*. (2021). Microbioma and Cancer. *Cancer Cell, 39*(10). 1317-1341. https://www.cell.com/cancer-cell/fulltext/S1535-6108 (21)00446-3.
41. Rajagopala, S. V. *et al*. (2017). The Human Microbiome and Cancer. Cancer Prev Res; 10(4). 226-234. https://pubmed.ncbi.nlm.nih.gov/28096237/.
42. Hayes, W. y Sahu, S. C. (2020). The Human Microbiome: History and Future. *J Pharm Pharm Sci, 23*. 404-411. doi: 10.18433/jpps31525.
43. *Vid*. nota 2.
44. Edgar, L. *et al*. (2020). Regenerative medicine, organ bioengineering and transplantation. *BJS, 107*(7). 793-800. https://pubmed.ncbi.nlm.nih.gov/32463143/.
45. Bak, R. *et al*. (2018). Gene Editing on Center Stage. *Trends in Genetics, 34*(8). 600-611. https://doi.org/10.1016/j.tig.2018.05.004.
46. *Vid*. nota 2.
47. *Vid*. nota 2.

Capítulo 4

1. *Vid*. nota 15a de la Introducción.
2. Comisión Europea (2020). *Libro Blanco sobre la Inteligencia Artificial: un enfoque europeo orientado a la excelencia y la confianza*. https://eur-lex.europa.eu/legal-content/ES/TXT/PDF/?uri=CELEX:52020DC0065.
3. Nature (2020). News focus. *Nature 588*, 203-204. *doi: https://doi.org/10.1038/d41586-020-03348-4*.
4. Beyor, N. *et al*. (2019). *A Digital Redesign for Clinical Trials*. BCG. https://www.bcg.com/publications/2019/digital-redesign-clinical-trials.

5. ICEMD (2021). *Digital Technology Trends*. Instituto Economía Digital. ESIC. https://cdn5.icemd.com/app/uploads/2018/12/Estudio_Digital-Technology-Trends-1.pdf.

6. Accenture (2020). *Una actualización de nuestras tendencias identificadas en Technology Vision 2020. Aportando valor y valores durante el COVID-19*. https://www.accenture.com/_acnmedia/PDF-128/Accenture-Techvision2020-COVID19-Esp.pdf.

7. Boston Consulting Group (2020). *How the pandemic is redefining clinical development*. https://web-assets.bcg.com/ca/2d/c828e-0774e4d80e055242d23317e/bcg-how-the-pandemic-is-redefining-clinical-development-sep-2020.pdf.

8. AseBio (2021). *Análisis de las nuevas tecnologías digitales en el sector biotecnológico*. https://asebio.com/sites/default/files/2021-05/An%C3%A1lisis%20Resultados%20Encuesta%20Nuevas%20tecnolog%C3%ADas.asd_.pdf.

9. Comisión Europea (2020). *European industrial strategy*. https://ec.europa.eu/info/strategy/priorities-2019-2024/europe-fit-digital-age/european-industrial-strategy_en.

10. Gobierno de España (2022). *España Digital 2026*. https://espanadigital.gob.es/sites/espanadigital/files/2022-07/Espa%C3%B1aDigital_2026.pdf.

11. Gobierno de España (2020). *España Digital 2025*. https://portal.mineco.gob.es/RecursosArticulo/mineco/prensa/ficheros/noticias/2018/Agenda_Digital_2025.pdf.

Capítulo 5

1. Página web IPCC Sixth Assessment Report. https://www.ipcc.ch/report/ar6/wg2/downloads/.

2. Philip, P. *et al.* (2022). *The turning point. A global summary*. https://www2.deloitte.com/content/dam/Deloitte/global/Documents/gx-global-turning-point-report.pdf.

3. Romanello, M. *et al.* (2022). The 2022 report of the Lancet Countdown on health and climate change: health at the mercy of fossil fuels. *The Lancet, 400*(22). 1619-54. https://www.thelancet.com/journals/lancet/article/PIIS0140-6736(22)01540-9/fulltext.

4. *Vid.* nota 28 del cap. 3.

5. AseBio (2021). *Una industria biotecnológica para impulsar la transición verde de la España 2050*. https://asebio.com/sites/default/files/2021-07/La%20industria%20biotech%20para%20

impular%20la%20transici%C3%B3n%20verde%20de%20la%20
Espa%C3%B1a%202050.DEF_.pdf.

6. *Vid.* nota 2 del cap. 3.
7. Bustamante, M. *et al.* (2020). Probiotics and prebiotics potential for the care of skin, femaleurogenital tract, and respiratory tract. *Folia Microbiologica, 65*(2).245-264. https://pubmed.ncbi.nlm.nih.gov/31773556/.
8. Yadav, M. J. *kus* Probiotics, prebiotics and synbiotics: Safe options for next-generation therapeutics. *Applied Microbiology and Biotechnology, 106*(2). 505-521.
9. *Vid.* nota 7.
10. Silva, D. R. *et al.* (2020). Probiotics as an alternative antimicrobial therapy: current reality and future directions. *J Funct Foods 73*: 104080. https://doi.org/10.1016/j.jff.2020.104080.
11. Sanders, M. E. *et al.* (2019). Probiotics and prebiotics in intestinal health and disease: from biology to the clinic. *Nature Reviews/ Gastroenterology & Hepathology, 16.*
12. *Vid.* nota 8.
13. *Vid.* nota 7.
14. *Vid.* nota 8.
15. *Vid.* nota 8.
16. Navarro-López, V. *et al.* (2017). Effect of oral administration of a mixture of probiotic strains on SCORAD index and use of topical steroids in young patients with moderate dermatitis: a randomized clinical trial. *Journal of the American Medical Association Dermatology, 154.* 37-43.
17. Martorell, P. *et al.* (2016). Probiotic strain Bifidobacterium animalis subsp. lactis CECT 8145 reduces fat content and modulates lipid metabolism and antioxidant response in Caenorhabditis elegans. *Journal of Agricultural and Food Chemistry, 64.* 3462-3467.
18. Caimari, A. *et al.* (2017). Heat-killed Bifidobacterium animalis subsp. lactis CECT8145 increases lean mass and ameliorates metabolic síndrome in cafeteria-fed obese rats. *Journal of Functional Foods, 38.* 251-263.
19. López Carreras, N. *et al.* (2018). Anti-obesity properties of the strain Bifidobacterium animalis subsp. lactis CECT 8145 in Zücker fatty rats. Beneficial Microbes, 9. 629-641.
20. Balaguer, F. *et al.* (2022). Lipoteichoic acid from Bifidobacterium animalis subsp. lactis BPL1: a novel postbiotic that reduces fat deposition via IGF-1 pathway. *Microbial Biotechnology, 15.* 805-816.

21. Pedret, A. *et al.* (2018). Effects of daily consumption of the probiotic Bifidobacterium animalis subsp. lactis CECT 8145 on anthropometric adiposity biomarkers in abdominally obese subjects: a randomized controlled trial. *International Journal of Obesity, 43.* 1863-1868.

22. Amat-Bou, M. (2020) Effects of Bifidobacterium animalis subsp. lactis (BPL1) supplementation in children and adolescents with Prader-Willy Syndrome: a randomized crossover trial. *Nutrients, 12.* 3123.

23. AseBio (2022). *Biotecnología para impulsar la agricultura una alimentación segura, sostenible y saludable.* https://www.asebio.com/sites/default/files/2022-05/Biotecnolog%C3%ADa%20para%20impulsar%20una%20agricultura%20y%20una%20alimentaci%C3%B3n%20segura%2C%20sostenible%20y%20saludable.pdf.

24. CDE (2022). *España tiene la mayor superficie vinícola de la UE.* https://www.cde.ual.es/espana-tiene-la-mayor-superficie-vinicola-de-la-ue/#:~:text=La%20superficie%20total%20de%20vi%C3%B1edo,superficie%20agr%C3%ADcola%20utilizada%20(-SAU).

25. Maudos, J. y Salamanca, J. (2022). *Observatorio sobre el sector agroalimentario español en el contexto europeo. Informe 2021.* https://www.plataformatierra.es/innovacion/observatorio-sobre-el-sector-agroalimentario-espanol-en-el-contexto-europeo-informe-2021/.

26. Agroalimentario (2022). *El sector agroalimentario ante el reto de la inflación. Informe sectorial (1.º semestre).* CaixaBank. https://www.caixabankresearch.com/sites/default/files/content/file/2022/03/25/91184/is-agro-2022_1t_cast.pdf.

27. *Vid.* nota 23.

28. *Vid.* nota 23.

29. Ref. Areal, 2022. Sustainability of Bt maize in Spain (1998-2021): An economic, social and environmental analysis. https://fundacion-antama.org/wp-content/uploads/2022/04/20220418-INFORME-BENEFICIOS-1998-2021-english_FINAL_.pdf.

30. *Vid.* nota 23.

31. ONU (2023). Poner fin al hambre. *Conferencias de la ONU sobre el agua.* https://www.un.org/sustainabledevelopment/es/hunger.

32. Haines, A. (2021). Health in the bioeconomy. *The Lancet, 5*(1). 4-5. https://www.thelancet.com/journals/lanplh/article/PIIS2542-5196(20)30299-0/fulltext.

33. Kusmayadi, A. *et al.* (2021). Microalgae as sustainable food and feed sources for animals and humans e Biotechnological and environmental aspects. *humbird, 271.*

34. Nagaoka, S., *et al.* (2005). A novel protein C-phycocyanin plays a crucial role in the hypocholesterolemic action of Spirulina platensis concentrate in rats. *Journal of Nutrition, 135.* 2425-2430.

35. Ponce-Canchihuaman, J.C. *et al.* (2010). Protective effects of Spirulina maxima on hyperlipidemia and oxidative-stress induced by lead acetate in the liver and kidney. *Lipids in Health and Disease, 9*(35).

36. Kishimoto, Y.; Yoshida, H. y Kondo, K. (2016) Potential Anti-Atherosclerotic Properties of Astaxanthin. *Mar Drugs, 14(2)*:35. doi: 10.3390/md14020035.

37. Reynolds, D. *et al.* (2021). Viral inhibitors derived from macroalgae, microalgae, and cyanobacteria: A review of antiviral potential throughout pathogenesis. *Algal Res, 57.*102331. doi: 10.1016/j.algal.2021.102331.

38. Santoyo, S. *et al.* (2012). Antiviral compounds obtained from microalgae commonly used as carotenoid sources, *J. Appl. Phycol, 24.* 731-741. https://doi.org/ 10.1007/s10811-011-9692-.

39. Carbone, D. A. *et al.* (2021). Evaluation of Microalgae Antiviral Activity and Their Bioactive Compounds. *Antibiotics (Basel), 10*(6):746. doi: 10.3390/antibiotics10060746. PMID: 34202941; PMCID: PMC8234452.

40. Sheih, I.C. *et al.* (2010). Anticancer and antioxidant activities of the peptide fraction from algae protein waste. *J Agric Food Chem, 58*(2):1202-1207. doi: 10.1021/jf903089m.

41. Khavari, F. *et al.* (2021). Microalgae: therapeutic potentials and applications. *Mol Biol Rep, 48*(5):4757-4765. doi: 10.1007/s11033-021-06422-w.

42. Skjånes, K.; Aesoy, R.; Herfindal, L y Skomedal, H. (2021). Bioactive peptides from microalgae: Focus on anti-cancer and immunomodulating activity. *Physiol,173*(2):612-623. doi: 10.1111/ppl.13472.

43. Bannu, S.M. *et al.* (2019). Potential Therapeutic Applications of C-Phycocyanin. *Curr Drug Metab, 20*(12). 967-976. doi: 10.2174/138 9200220666191127110857.

44. Humbird, D. (2021). Scale-up economics for cultured meat. *Biotechnol Bioeng, 118*(8). 3239-3250.

45. Bryant C. J., 2020. Culture, meat, and cultured meat. *Journal of Animal Science, 98(8) 1-7.*

46. Página web CMMC. https://thecmmc.org/.
47. Bouillon, P. y FAO. (2018). *From bioeconomy definitions to bioeconomy strategies targeted on promoting forest-based bioeconomy?* https://www.fao.org/forestry/49440-0ffda0fb8815c64f4641461b5895a15a0.pdf.
48. FAO. (2017). *Hacia la elaboración de directrices sobre una bioeconomía sostenible.* https://www.fao.org/3/bs923s/bs923s.pdf.
49. Aguilar, A. *et al.* (2019). Bioeconomy for sustainable development. *Biotechnology Journal, 14.*
50. AseBio (2019). *Bioeconomía.* https://www.asebio.com/areas-de-trabajo/industrial/bioeconomia.
51. Gobierno de España (2015). *Estrategia Española de Bioeconomía. Horizonte 2030.* https://www.mapa.gob.es/es/desarrollo-rural/temas/innovacion-medio-rural/estrategiaenbioeconomia23_12_15_tcm30-560119.pdf.
52. García, J. L. y Martínez, M. J. (2014). Biomasa y Biotecnología. *SEM@foro, 58.* https://digital.csic.es/bitstream/10261/137345/5/Sem%40aforo_2014_Garcia_Martinez.pdf.
53. *Vid.* nota 52.
54. (ONU. (2020). *Plan de recuperación para Europa.* https://commission.europa.eu/strategy-and-policy/recovery-plan-europe_es.
55. ONU (2023). *La política agrícola común en pocas palabras.* https://agriculture.ec.europa.eu/common-agricultural-policy/cap-overview/cap-glance_es.
56. ONU (2018). *Una nueva Estrategia en materia de bioeconomía para una Europa sostenible.* https://ec.europa.eu/commission/presscorner/detail/es/IP_18_6067.
57. Consejo Europeo (2022). *Pacto verde europeo.* https://www.consilium.europa.eu/es/policies/green-deal/.
58. Comisión europea. *Farm to Fork strategy.* https://food.ec.europa.eu/horizontal-topics/farm-fork-strategy_en.
59. Comisión europea. *Biodiversity strategy for 2030.* https://environment.ec.europa.eu/strategy/biodiversity-strategy-2030_es.
60. Gobierno de España. *EECTI. Estrategia española de ciencia tecnología e innovación 2021-2027.* https://www.ciencia.gob.es/. Estrategias-y-Planes/Estrategias/Estrategia-Espanola-de-Ciencia-Tecnologia-e-Innovacion-2021-2027.html;jsessionid=36F8923FE7B568EC9DC35BF2BCE2CF8D.2.

61. Vicepresidencia Tercera del Gobierno (2023). *Estrategia Española de Economía Circular y Planes de Acción*. https://www.miteco.gob.es/es/calidad-y-evaluacion-ambiental/temas/economia-circular/estrategia/.

62. Ley 7/2021, de 20 de mayo, de cambio climático y transición energética. https://www.boe.es/buscar/doc.php?id=BOE-A-2021-8447.

Capítulo 6

1. European Medicines Agency. *COVID-19 vaccines: authorised.* *https://www.ema.europa.eu/en/human-regulatory/overview/public-health-threats/coronavirus-disease-covid-19/treatments-vaccines/vaccines-covid-19/covid-19-vaccines-authorised#.*

2. OMS (2023). *COVID-19 vaccine tracker and landscape*. https://www.who.int/publications/m/item/draft-landscape-of-covid-19-candidate-vaccines.

3. AseBio (2022*). Dos años de pandemia: Casi un 30 % de nuevas investigaciones contra la covid-19 se abren camino entre nuestros socios.* https://asebio.com/sites/default/files/2022-03/NdP8_2022_Aumentan%20las%20investigaciones%20contra%20la%20covid-19%2Centre%20socios%20AseBio_v1_2.pdf.

4. BOE (2020). Real Decreto Real Decreto-ley 10/2020, de 29 de marzo, por el que se regula un permiso retribuido recuperable para las personas trabajadoras por cuenta ajena que no presten servicios esenciales, con el fin de reducir la movilidad de la población en el contexto de la lucha contra el COVID-19. https://www.boe.es/eli/es/rdl/2020/03/29/10.

5. AseBio (2020). *AseBio, interlocutor clave ante organismos oficiales.* https://www.asebio.com/especial-coronavirus/interlocutor-clave-ante-organismos-oficiales.

6. AseBio (2020). *Herramientas de financiación ante la emergencia sanitaria por Covid.* https://asebio.com/actualidad/noticias/distintas-herramientas-de-financiacion-ante-la-emergencia-sanitaria-por-covid.

7. AseBio (2020). *Ayudas para empresas innovadoras*. https://asebio.com/actualidad/noticias/medidas-para-movilizar-cerca-de-500-millones-de-euros-para-empresas-innovadoras.

8. AseBio (2020). *Informe AseBio 2019. Preparados para la España del mañana.* https://www.asebio.com/sites/default/files/2020-06/Informe%20AseBio%202019.pdf.

9. AseBio (2021). *Impacto del Covid en la actividad del sector biotec-nológico.* https://www.asebio.com/sites/default/files/2021-01/20201120_An%C3%A1lisis%20Encuesta%20impacto%20COVID-vf_0.pdf.

10. AseBio (2020). *La biotecnología y las ciencias de la vida para la España del mañana.* https://www.asebio.com/sites/default/files/2020-06/AseBio%20-%20Biotecnolog%C3%ADa%20en%20la%20Espa%C3%B1a%20del%20ma%C3%B1ana.pdf.

11. Palacio de la Moncloa (2022). *Encuentro del presidente Sánchez con los máximos ejecutivos de la industria farmacéutica mundial.* https://www.lamoncloa.gob.es/presidente/actividades/Paginas/2022/211222-sanchez-industria-farmaceutica.aspx.

12. Gobierno de España (2021). *España 2050.* https://www.lamoncloa.gob.es/presidente/actividades/Documents/2021/200521-Estrate-gia_Espana_2050.pdf.

13. Gobierno de España (2021). *Memoria explicativa. PERTE Para la salud de vanguardia.* https://www.lamoncloa.gob.es/presidente/actividades/Documents/2021/151121_PERTE-Memoria-explicativa.pdf

14. Gobierno de España (2022). *Memoria explicativa. PERTE Agroalimen-tario.* https://planderecuperacion.gob.es/sites/default/files/2022-02/PERTE_Agroalimentario_memoria_08022022.pdf.

15. Comisión Europea (2020). *Comunicación de la Comisión al Parla-mento Europeo, al Consejo, al Comité Económico y Social Europeo y al Comité de las Regiones. Un nuevo modelo de industria para Europa.* https://eur-lex.europa.eu/legal-content/ES/TXT/PDF/?uri=CELE X:52020DC0102&from=ES.

16. European Commission (2021). *Updating the 2020 New Industrial Strategy: Building a stronger Single Market for Europe's recovery.* https://commission.europa.eu/system/files/2021-05/communica-tion-industrial-strategy-update-2020_en.pdf.

17. Farmaindustria (2022). *Implantación industrial del sector farmacéu-tico en España.* https://www.farmaindustria.es/web/wp-content/uploads/sites/2/2022/09/P-252-149-5-Estudio-de-la-implanta-cion-industrial-del-sector-farmaceutico-en-Espana.pdf.

18. Farmaindustria (2020). *La continuidad de la fabricación y el su-ministro de medicamentos es, junto a la investigación, la máxima prioridad de la industria farmacéutica ante la crisis.* https://www.farmaindustria.es/web/otra-noticia/la-continuidad-de-la-fabrica-cion-y-el-suministro-de-medicamentos-es-junto-a-la-investigacion-la-maxima-prioridad-de-la-industria-farmaceutica-ante-la-crisis/..

19. IQVIA (2023). *EFPIA Patients W.A.I.T. Indicator 2022 Survey.* https://www.efpia.eu/media/676539/efpia-patient-wait-indicator_update-july-2022_final.pdf .

Capítulo 7

1. *Vid.* nota 12 de la Introducción.
2. ClinicalTrials.gov. Repositorio de estudios. https://clinicaltrials.gov/ct2/results?cntry=ES&Search=Apply&recrs=b&recrs=a&recrs=f&recrs=d&recrs=m&age_v=&gndr=&type=&rslt=.
3. Farmaindustria (2020). *España supera el centenar de ensayos clínicos de tratamientos contra el coronavirus y se consolida como primer país de Europa en número de investigaciones.* https://www.farmaindustria.es/web/otra-noticia/espana-supera-el-centenar-de-ensayos-clinicos-de-tratamientos-contra-el-coronavirus-y-se-consolida-como-primer-pais-de-europa-en-numero-de-investigaciones/#:~:text=Espa%C3%B1a%20ha%20superado%20estos%20d%C3%ADas,del%20mundo%20en%20n%C3%BAmero%20de.
4. Merck (2022). *Los millennials ambicionan un futuro más sostenible, mientras que la generación Z lo prefiere igualitario entre hombres y mujeres e inclusivo.* https://www.merckgroup.com/es-es/news/encuesta-jovenes-europeos-04-07-2022.html.
5. *Vid.* nota 12 de la Introducción.
6. *Vid.* nota 12 de la Introducción.
7. *Vid.* nota 12 de la Introducción.
8. Senor, D. y Singer, S. (2011). *Start-up Nation: The Story of Israel's Economic Miracle.* Grand Central Publishing.
9. European Commission (2019). *A vision for the European Industry until 2030.* https://clustercollaboration.eu/sites/default/files/news_attachment/industry_2030_report.pdf.
10. *Vid.* nota 12 de la Introducción.
11. Sacristán, L. (2022). El papel de la mujer en las carreras STEM. *Forbes10years.* https://forbes.es/forbes-w/142985/el-papel-de-la-mujer-en-las-carreras-stem/.
12. *Vid.* nota 12 de la Introducción.
13. Página web Closingap. www.closingap.com.
14. *Vid.* nota 8 del cap. 4.
15. *Vid.* nota 9.
16. *Vid.* nota 23 del cap. 3.

Capítulo 8

1. NESTA/The Lisbon Council (2013). *Plan Innovation for Europe. Delivering innovation-led digitally-powered growth.* https://media.nesta.org.uk/documents/plan_i_for_europe.pdf.

2. Sveikauskas, L. (2007). *R&D and Productivity Growth: A Review of the Literature.* BLS Working Papers. https://www.bls.gov/osmr/research-papers/2007/pdf/ec070070.pdf.

3. *Vid.* nota 2 del cap. 1.

4. European Scoreboard (2022). *European innovation scoreboard 2022.* https://ec.europa.eu/assets/rtd/eis/2022/ec_rtd_eis-country-profile-es.pdf.

5. COTEC (2023). *Informe COTEC. Evolución de la I + D.* https://cotec.es/observacion/evolucion-de-la-i-d/6a8f4654-459b-c0ab-1385-ec0070e2e939.

6. Ayming (2019). *Propuestas para incrementar la competitividad del sistema español de incentivos a la I+D+i. Orientación al sector biotecnológico.* https://www.asebio.com/sites/default/files/2019-07/Estudio%20ASEBIO_FINAL.pdf.

7. European Commission (2018). *Communication from the Commission to the European Parliament, the European Council, the Council, The European Economic and Social Committee and the Committee of the regions. A renewed European Agenda for Research and Innovation-Europe's chance to shape its future.* https://ec.europa.eu/info/sites/info/files/com-2018-306-a-renewed-european-agenda-_for_research-and-innovation_may_2018_en_0.pdf.

8. European Commission (2019). *Science, research and innovation performance of the EU 2018: key findings,* Publications Office. https://data.europa.eu/doi/10.2777/893520.

9. Grupo de Trabajo Multidisciplinar (2021). *Informe del GTM sobre actividades empresariales innovadoras distintas de la I+D: Apuntes para una nueva política de innovación.* https://www.ciencia.gob.es/InfoGeneralPortal/documento/9b6aeb2b-f988-46f7-8687-876c52bf0825.

10. Seco Benedicto, M. (2008). *Capital riesgo y financiación de Pymes.* Colección EOI Empresas. https://www.eoi.es/sites/default/files/savia/documents/componente12129.pdf.

11. Recondo Porrúa, R. (2022). *Estructura y dinámica del mercado de capital riesgo.* Editorial Tirant Lo Blanch.

12. Expansión (2012). *10 tendencias que anticipan nuevos negocios*. Bubok Publishing.
13. Lacy-Niebla MDC (2021). El cambio climático y la pandemia de COVID-19. *Arch Cardiol Mex;91*(3):269-271. https://www.ncbi.nlm.nih.gov/pmc/articles/PMC8351652/.
14. OMS (2021). *Contaminación del aire ambiente (exterior)*. https://www.who.int/es/news-room/fact-sheets/detail/ambient-(outdoor)-air-quality-and-health.
15. AseBio (2020). *Biotecnología en la España del mañana*. https://www.asebio.com/sites/default/files/2020-06/AseBio%20-%20Biotecnolog%C3%ADa%20en%20la%20Espa%C3%B1a%20del%20ma%C3%B1ana.pdf.
16. a. *Vid*. nota 7.
    b. European Commission (2022). *Science, Research and Innovation performance of the EU, 2022 (SRIP)*, Publications Office of the European Union. https://data.europa.eu/doi/10.2777/38888.
17. OECD (2022). *Mejorar la transferencia de conocimiento y la colaboración entre ciencia y empresa en España*, OECD, 122. https://doi.org/10.1787/106beefc-es.
18. OEPM (2021). *La OEPM en Cifras*. https://www.oepm.es/export/sites/oepm/comun/documentos_relacionados/Publicaciones/Folletos/La_OEPM_en_Cifras_2021.pdf.
19. *Vid*. nota 12 de la Introducción.
20. Soh, K. Ch. (2017) *World University Rankings: Statistical Issues and Possible Remedies*. Singapore: World Scientific.
21. Wipo (2022). *World Intellectual Property Indicators 2022*. World Intellectual Property Organization (WIPO). https://www.wipo.int/publications/en/details.jsp?id=4632.
22. AseBio, 2019. *Plan Inbio Plan INBio para el acceso sostenible de la innovación biotecnológica al Sistema Nacional de Salud (SNS)*. https://asebio.com/sites/default/files/2019-09/Plan%20INBio%20-%20Final.pdf.
23. Arenas, L.; Riechmann, J. y Manuel Naredo, J. (2022). *Bioeconomía para el siglo XXI: Actualidad de Nicholas Georgescu-Roegen*. Los Libros de La Catarata.
24. *Vid*. nota 51 del cap. 5.
25. *Vid*. nota 29 del cap. 5.
26. *Vid*. nota 24 del cap. 5.
27. *Vid*. nota 11 del cap. 1.

28. *Vid.* nota 10 del cap. 1.
29. *Vid.* nota 12 de la Introducción.
30. Ruiz Huerta, J. *at al.* (2022)*. Libro Blanco sobre la reforma tributaria.* https://www.ief.es/docs/investigacion/comiteexpertos/Libro-BlancoReformaTributaria_2022.pdf.
31. European Commission (2021). *Updating the 2020 New Industrial Strategy: Building a stronger Single Market for Europe's recovery.* https://commission.europa.eu/system/files/2021-05/communication-industrial-strategy-update-2020_en.pdf.
32. European Commision (2014). *ERAC Peer Review of the Spanish Research and Innovation System.* https://www.researchgate.net/publication/313724172_ERAC_Peer_Review_of_the_Spanish_Research_and_Innovation_System.

Capítulo 9

1. StartupBlink (2022). *Global Start Up Ecosystem Index 2022 Report*: https://www.startupblink.com/startupecosystemreport.
2. Le Deu, F. y Santos da Silva, J. (2019). *Biotech in Europe: A strong foundation for growth and innovation.* McKinsey & Company. https://www.mckinsey.com/industries/life-sciences/our-insights/biotech-in-europe-a-strong-foundation-for-growth-and-innovation.
3. *Vid.* nota 21 del cap. 3.
4. *Vid.* nota 21 del cap. 3.
5. *Vid.* nota 2.
6. *Vid.* nota 21 del cap. 3.
7. Department for Business, Energy & Industrial Energy (UK), 2018. *Policy paper. Life Science Sector Deal 2, 2018.* https://www.gov.uk/government/publications/life-sciences-sector-deal/life-sciences-sector-deal-2-2018#implementation.
8. Department for Business, Energy & Industrial Energy (UK), 2017. *Life sciences: Sector Deal.* https://www.gov.uk/government/publications/life-sciences-sector-deal.
9. *Vid.* nota 7.
10. *Vid.* nota 1.
11. *Vid.* nota 1.
12. Banco Mundial (2023). *Pago de intereses (% del gasto) - Israel.* https://datos.bancomundial.org/indicator/GC.XPN.INTP.ZS?locations=IL.

13. *Vid.* nota 8 cap. 7.
14. *Vid.* nota 1.
15. *Vid.* nota 1.
16. Página web Vinnova. https://www.vinnova.se/en/about-us/.
17. *Vid.* nota 1.
18. *Vid.* nota 1.
19. *Vid.* nota 1.
20. *Vid.* nota 1.
21. ISIFor. *La red Carnot.* ihttps://www.carnot-isifor.eu/isifor/etre-carnot/?lang=es.
22. *Vid.* nota 1.
23. *Vid.* nota 1.
24. *Vid.* nota 1.
25. *Vid.* nota 1.
26. *Vid.* nota 1.
27. Fudit. Finnish Funding Agency for Innovation (TEKES). http://fundit.fr/en/institutions/finnish-funding-agency-innovation-tekes.
28. *Vid.* nota 1.
29. a. Danish Government (2018). *New Life Sciences Growth Plan.* https://eng.em.dk/media/10526/v%C3%A3-kstplan-life-science.pdf.
b. Danish Government (2021). A Strategy for Life Science. https://sum.dk/Media/637541521670727421/Strategi%20for%20life%20science.pdf.
30. *Vid.* nota 1.
31. *Vid.* nota 1.
32. *Vid.* nota 21 del cap. 3.
33. *Vid.* nota 1.

Otras referencias de interés

• COTEC (2022). *Evolución de la I+D*: https://cotec.es/observacion/evolucion-de-la-i-d/dec1785e-91bb-0b98-0ed2-96f2a5979c11.
• Comisión Europea (2019). *Recomendación del Consejo relativa al Programa Nacional de Reformas de 2019 de España y por la que se emite un dictamen del Consejo sobre el Programa de Estabilidad de 2019 de España.* https://ec.europa.eu/info/sites/default/files/2019-european-semester-country-specific-recommendation-commission-recommendation-spain_es.pdf.

- OECD (2009). *Policy Responses to the Economic Crisis: Investing in Innovation for Long-Term Growth.* https://www.oecd.org/sti/42983414.pdf.
- Cercle d'Economía (2020). *La recuperación post covid-19. Algunas reflexiones sobre el papel del sector de la salud.* https://admin.cercle-deconomia.com/content/uploads/2020/11/recuperacion-postcovid-online_esp.pdf.

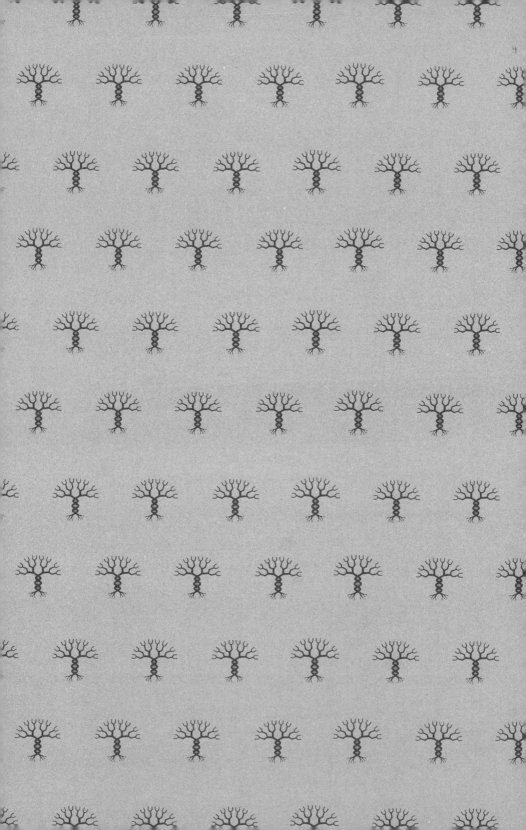